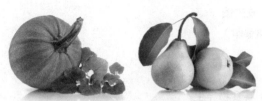

《黄帝内经》中的
对症食养方

主 编 臧俊岐

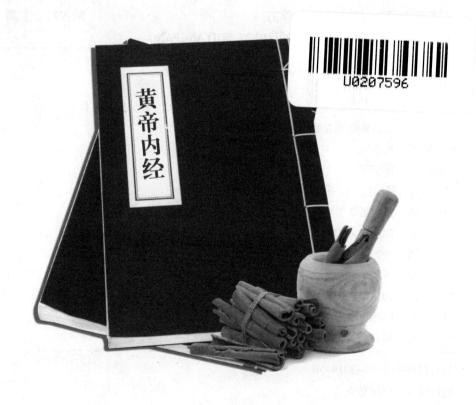

江西科学技术出版社

图书在版编目（CIP）数据

《黄帝内经》中的对症食养方 / 臧俊岐主编. — 南昌：江西科学技术出版社，2014.4（2020.8重印）

ISBN 978-7-5390-4997-7

Ⅰ.①黄… Ⅱ.①臧… Ⅲ.①《内经》—食物养生 Ⅳ.①R221②R247.1

中国版本图书馆CIP数据核字(2014)第045184号

国际互联网（Internet）地址：http：//www.jxkjcbs.com

选题序号：KX2014009

图书代码：D14020-102

《黄帝内经》中的对症食养方

臧俊岐　主编

HUANGDINEIJING ZHONG DE DUIZHENG SHIYANGFANG

出　　版	江西科学技术出版社
社　　址	南昌市蓼洲街2号附1号
	邮编：330009　电话：（0791）86623491　86639342（传真）
印　　刷	永清县晔盛亚胶印有限公司
项目统筹	陈小华
责任印务	夏至寰
设　　计	松雪图文 SONGXUE TUWEN　王进
经　　销	各地新华书店
开　　本	787mm×1092mm　1/16
字　　数	260千字
印　　张	16
版　　次	2014年7月第1版　2020年8月第2次印刷
书　　号	ISBN 978-7-5390-4997-7
定　　价	49.00元

赣版权登字号-03-2014-50

目录 CONTENTS

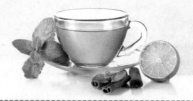

第一章 春季常见疾病食养方

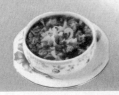

第二章 夏季常见疾病食养方

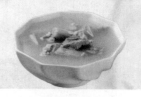

第三章　秋季常见疾病食养方

第四章　冬季常见疾病食养方

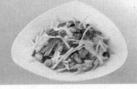

第五章　补血养心食养方

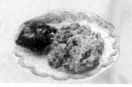

第六章 疏肝理气食养方

第七章 清脾健胃食养方

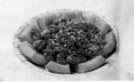

第八章 清肺润肺食养方

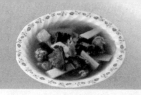

第九章　滋阴补肾食养方

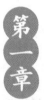

第一章

春季常见疾病食养方

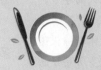

气象与中医之间有着密切的关系，季节的变化可能诱发各种不同的人体疾病。能够"预测"不同季节疾病的医生才是好医生。中医饮食原则上也有强调，人们要根据季节、地域、体质的不同来合理选择，调配饮食。本章根据《黄帝内经》介绍了一些春季常见的疾病、病因和预防，并根据春季阴消阳长、多风的特点，列出了相应的对症食养方。

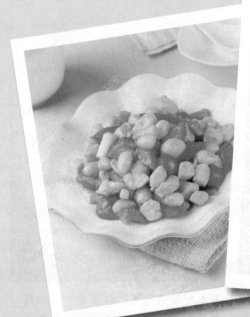

《黄帝内经》

"春三月，此谓发陈。天地俱生，万物以荣。"

"逆春气，则少阳不生，肝气内变。"

"东风生于春，病在肝，俞在颈项。"

"故春气者，病在头。"

"故春善病鼽衄。"

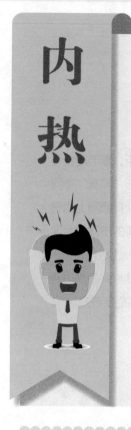

内热

春季是容易上火的季节，易出现舌苔发黄、口苦咽干等。内热是由于人体新陈代谢过于旺盛、产热过多所导致的疾病，中医上又称"火热内生"，因此内热又叫上火，是与内寒相反的一种疾病。

♻ 季节原因

春天风多雨少，气候干燥，人体的水分易通过出汗、呼吸而大量丢失，致使人体新陈代谢难以平衡和稳定，从而导致生理机能失调而引起内热。

☢ 自我预防

①饮食宜清淡，忌油腻：多吃绿叶蔬菜、萝卜等，适当地进食奶制品、豆制品等。

②适量多吃"苦"：春季肝火易旺，容易上火，中医上有"十苦九补"之说，适量吃些苦味食物能够清热去火。

③避免食用生冷和刺激性食物：辣椒、芥末等尽量不要食用，避免饮用冷饮，有明显上火症状的人可以吃一些清火的食物，如绿豆汤、金银花茶等。

🩺 苦瓜薏米排骨汤

● **原料**：排骨段200克，苦瓜100克，水发薏米90克，姜片10克

● **调料**：盐、鸡粉各少许，料酒8毫升

● **做法**：

①将苦瓜洗净，对半切开，去除瓜瓤，切小段；排骨段洗净，切小块，氽水，捞出。

②往砂锅中注入适量清水烧开，放入排骨段和洗净的水发薏米，淋入料酒，中火煮至排骨七成熟。

③倒入苦瓜和姜片，煮至所有食材熟透，加盐、鸡粉调味即可。

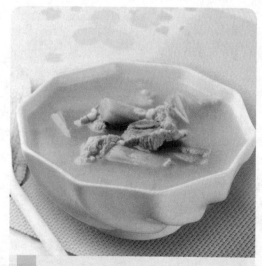

功效 苦瓜可清热降火，经常食用可预防内热及其他上火的症状。本品具有清热滋阴、祛湿去燥的功效。

芥菜魔芋汤

● **原料**：芥菜130克，魔芋180克，姜片少许

● **调料**：盐2克，鸡粉2克，料酒、食用油各适量

● **做法**：

① 将魔芋洗净，切成小块，放入沸水中，加盐后煮沸，捞出；芥菜洗净，切小块。

② 锅中注油烧热，放入姜片爆香，倒入芥菜炒匀，淋入料酒炒香，加适量清水，倒入魔芋，搅拌均匀。

③ 放入适量鸡粉、盐，搅匀调味即可。

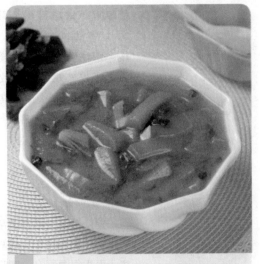

功效 芥菜味苦，有良好的清热降火、解除疲劳的功效。本品具有很好的去火降燥作用，适合内热者食用。

玉米须薏米绿豆汤

● **原料**：玉米须20克，水发绿豆、水发薏米各50克

● **调料**：白糖少许

● **做法**：

① 往砂锅中注入适量的清水，用大火烧开，放入洗净的水发绿豆、水发薏米。

② 加入洗好的玉米须，盖上锅盖，大火烧开后转用小火煮30分钟，至薏米、绿豆均熟透。

③ 加入白糖调味，搅拌均匀即可。

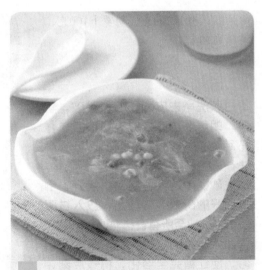

功效 绿豆可以清心安神、治虚烦、润喉止痛，尤其适合内热有咽喉痛症状者食用。本品具有清热解暑之效。

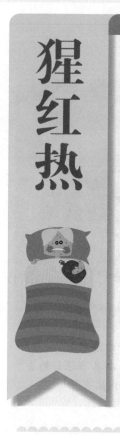

猩红热

猩红热是一种由A组乙型溶血性链球菌感染引起的急性呼吸道传染病。以发热、咽峡炎、全身弥漫性红色皮疹以及退疹后掉皮屑为主要表现特征。该病传染性很强，可通过呼吸道、消化道、血液等途径传染。

♻ 季节原因

猩红热是一种春季常见的传染病，易通过相互接触而染病。春季气温回升，呼吸道疾病多发。而呼吸道疾病是猩红热的主要传染途径。

☢ 自我预防

①养成良好的卫生习惯：接触到疑似猩红热患者要及时洗手，将衣物清洗消毒；养成饭前便后洗手的好习惯。

②注重环境卫生：春季到来，要经常保持房间通风换气，同时还要尽量避免频繁出入公共场所，出门时可佩戴口罩。

③多吃蔬果：可以多吃富含维生素A、维生素C的蔬菜、水果，因为它们可以帮助预防感染，还能增强人体免疫力。

⊕ 马蹄胡萝卜甘蔗甜汤

●原料：甘蔗200克，胡萝卜100克，马蹄肉90克

●调料：红糖20克

●做法：

①甘蔗洗净去皮，用刀背敲破，斩段；胡萝卜洗净去皮，切滚刀块；马蹄肉洗净，沥干水分，切成小块，备用。

②往砂锅中注入适量清水烧开，倒入切好的胡萝卜、马蹄，放入甘蔗段，中火炖至所有食材熟透。

③加入适量的红糖，用勺子搅拌均匀，使红糖完全溶化，稍煮片刻，放凉即可。

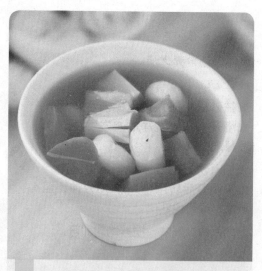

功效 甘蔗富含抗氧化剂，可提高机体免疫力；马蹄可清热解毒。本品可降低猩红热传染的机会。

冰糖雪梨豆浆

●原料：雪梨1个，黄豆50克

●调料：冰糖、矿泉水各适量

●做法：

①将雪梨去皮、核，洗净，切成块，再切成丁；黄豆洗净，浸泡8小时，备用。

②将雪梨丁和黄豆一起放入榨汁机中，加入适量的矿泉水，将其榨成生豆浆。

③将榨好的生豆浆入锅，加入适量的冰糖，用大火煮沸，去渣取豆浆饮用即可。

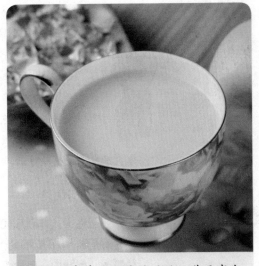

功效 雪梨有清热润肺的功效；黄豆富含优质蛋白，能提高人体免疫力。本品可缓解猩红热带来的不适症状。

鲜奶草莓

●原料：草莓35克，鲜奶适量

●调料：白糖少许

●做法：

①将草莓去蒂，用清水洗净，沥干水分，再对半切开，然后切成小块，备用。

②将锅置火上，把备好的鲜奶倒入锅中，用大火煮沸，熄火，然后再倒入备好的草莓，搅拌均匀。

③最后再加入少许白糖搅拌均匀，放冰箱中冷却10分钟食用口感更佳。

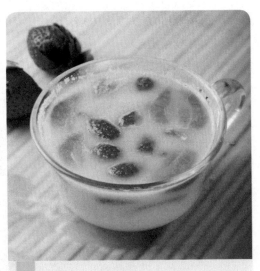

功效 草莓富含维生素A、维生素C，可预防呼吸道疾病的感染。本品可增强抗病力，缓解猩红热症状。

过敏性皮炎

春季对于敏感体质的人来说是个难熬的季节，麻烦可能出现在皮肤上，尤以脸部较常见。春天空气中浮尘很多，飞扬着柳絮、花粉等容易引起过敏的物体，很容易使皮肤过敏。

♻ 季节原因

由于春天人体新陈代谢能力逐渐提高，导致皮脂腺分泌日益增多，皮肤也在自我改变。这个时期皮肤非常敏感，不注重防护和保养，就会患上皮炎。

☢ 自我预防

①蒸脸：将沸水倒入盆中，把脸置于盆上约15分钟，有助于治疗过敏性皮炎。

②减少瘙痒：多喝些冰糖银耳汤，对皮肤有改善舒缓的作用。

③加强皮肤的养护：远离过敏原，尤其是本身是过敏体质的人更应该注意。

④健康饮食：尽量限制多脂多糖饮食，不吃油炸类或辛辣刺激类的食物，忌饮酒，多食用新鲜的蔬菜和水果。

⊕ 小米绿豆粥

● 原料：小米150克，绿豆100克

● 调料：白砂糖20克

● 做法：

①将小米、绿豆分别洗净后捞出，再放入清水中浸泡30分钟，捞出沥干备用。

②往锅中放入适量清水，加入小米、绿豆，用大火煮开。

③转用小火，煮至小米熟烂、绿豆熟透时，再往锅中调入白砂糖，搅拌至其溶化即可食用。

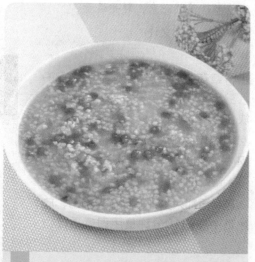

功效 小米具有除热的作用；绿豆能够清热消暑。本品对皮肤有舒缓作用，适合过敏性皮炎患者食用。

苹果蔬菜沙拉

●原料：苹果100克，西红柿150克，黄瓜90克，生菜50克，牛奶30毫升

●调料：沙拉酱10克

●做法：

①将西红柿洗净，对半切开，再切成片；黄瓜洗净，切成片；苹果洗净，切开，去核，再切成片；生菜洗净。

②将切好的食材装入碗中，倒入牛奶，加入沙拉酱，拌匀。

③把洗好的生菜垫在盘底，把拌好的沙拉盛放在生菜上即可。

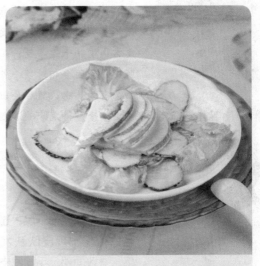

功效 黄瓜有美容养颜的作用；苹果是天然保健品，适量食用有助于养颜护肤。本品有防治过敏性皮炎之效。

凉薯银耳糖水

●原料：凉薯230克，水发银耳100克，红枣25克，枸杞10克

●调料：冰糖30克

●做法：

①将凉薯去皮洗净，切丁；红枣和枸杞、银耳分别洗净。

②往砂锅中注入适量清水，用大火烧开，放入红枣、枸杞、凉薯及银耳，大火煮沸后转小火炖20分钟，至食材熟透。

③最后放入冰糖，搅拌均匀，煮至其溶化即可。

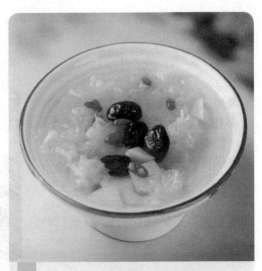

功效 银耳有滋润的特点，可养阴清热、润燥。本品有美肤养颜的功效，对过敏性皮炎有防治作用。

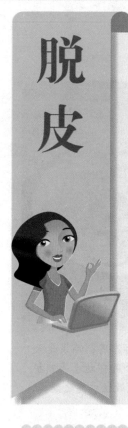

脱皮

脱皮常发生在面部及手脚，一般会带有轻微的瘙痒感，但是不影响人体的健康。面部蜕皮常由皮肤干燥导致；而手脚脱皮的原因会相对多一点，起初会有灼热感，随后会出现红色小疱疹，待疱疹破溃之后会出现薄纸样鳞屑。

♻ 季节原因

因春季气候干燥、过敏原多，容易出现皮肤缺水、敏感，导致面部及手脚脱皮，也可因缺乏维生素A或者接触化学刺激物品导致。

☢ 自我预防

①使用面部及身体的润肤露：它们可保持皮肤的湿润，避免皮肤因过度干燥而增加敏感性。

②避免接触过敏原：如紫外线、洗衣粉等。避免接触过敏原，是最直接有效的预防方式。

③补充维生素A：如胡萝卜、动物内脏、蛋黄等，维生素A能保护皮肤表层，缓解皮肤干燥、脱皮。

④避免皮肤刺激：避免使用碱性强的洗涤剂，洗澡时避免水过烫。

🍚 黄瓜芦荟大米粥

● 原料：黄瓜、芦荟各20克，大米80克

● 调料：盐2克，葱少许

● 做法：

①大米洗净，泡发；芦荟洗净，切成小粒备用；黄瓜洗净，切成小块；葱洗净，切花。

②将锅置火上，注入适量的清水，放入大米煮至米粒熟烂，放入芦荟、黄瓜。

③用小火煮至粥成，加盐调味，撒上葱花即可食用。

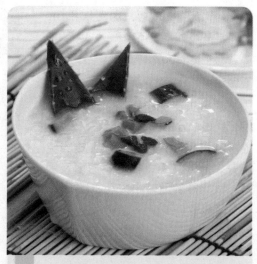

功效 芦荟具有极高的保湿功效，能锁住肌肤中的水分。本品适合皮肤干燥、脱皮的人群食用。

猕猴桃苹果黄瓜沙拉

●原料：苹果120克，黄瓜、猕猴桃各100克，牛奶20毫升

●调料：沙拉酱少许

●做法：

①将黄瓜洗净，切成片；苹果洗净，切片，再切小块；猕猴桃洗净去皮，切成片，备用。

②把切好的食材装入碗中，倒入备好的牛奶，放入少许沙拉酱，快速搅拌匀，至食材入味。

③取一个干净的盘子，盛入拌好的食材，摆盘即可。

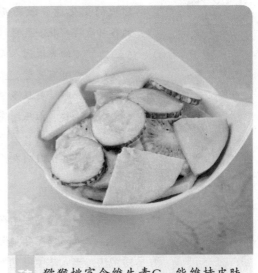

功效 猕猴桃富含维生素C，能维持皮肤和黏膜的健康；苹果可降低皮肤敏感性。本品可保护皮肤，防脱皮。

樱桃牛奶

●原料：樱桃90克，脱脂牛奶250毫升

●调料：白糖少许

●做法：

①将樱桃洗净，去蒂，沥干水分，切成粒。

②往砂锅中注入适量清水，大火烧开，倒入脱脂牛奶，用勺子搅匀，煮至沸。

③倒入切好的樱桃，拌匀，略煮片刻，加少许白糖，煮至其溶化。

④把煮好的樱桃牛奶盛出，装入碗中即可。

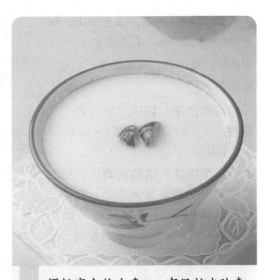

功效 樱桃富含维生素A，有保护皮肤表层的功效；牛奶能提高机体免疫。本品能滋养皮肤，缓解脱皮。

气象过敏症

气象过敏症是指人体对环境的变化过分敏感而出现的各种表现症状。气象过敏症的表现因人而异，可有疲劳、头晕目眩、失眠多梦、少食、血压增高、激动焦虑、关节疼痛甚至旧病发作等。

♻ 季节原因

气象过敏症多发生在早春时节，早春气候多变，经常忽冷忽热，当人体免疫力下降，对环境的适应能力变差时，就会出现气象过敏症。

☢ 自我预防

①体育锻炼：适当的体育锻炼可使血液中白细胞介素增加，增强免疫细胞的活性，从而达到提高免疫力的效果。

②补充营养：要多食新鲜蔬菜和水果以及富含优质蛋白的食物，为身体提供足够的营养，增强抗病力。

③及时添衣御寒：根据天气的变化，及时地增减衣物，避免机体突然受寒或受凉。

✚ 山药红枣鸡汤

●原料：鸡肉350克，山药50克，红枣6颗，枸杞10克，姜片适量

●调料：盐少许，茴香适量

●做法：

①将鸡肉洗净，切块；山药去皮，洗净，切块；红枣和枸杞分别洗净，备用。

②往砂锅中注入适量的清水，加入鸡块煮30分钟，放入山药、红枣、枸杞和姜片，炖煮至食材熟透。

③最后再加入盐和茴香调味即可。

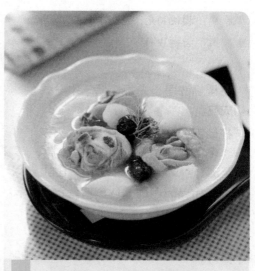

功效 红枣中含有大量抗过敏物质——环磷酸腺苷，能有效预防过敏反应。本品可预防气象过敏反应。

西瓜翠衣拌胡萝卜

● 原料：西瓜皮、胡萝卜各200克，熟白芝麻、蒜末各少许
● 调料：盐2克，白糖4克，陈醋8毫升，食用油适量
● 做法：

① 将胡萝卜洗净去皮，切丝；西瓜皮洗净，切丝。

② 往锅中注入适量清水烧开，倒入食用油，放入胡萝卜搅散，略煮片刻后加入西瓜皮，煮半分钟，至其断生，捞出胡萝卜、西瓜皮，沥干水分。

③ 将胡萝卜和西瓜皮放入碗中，加入蒜末、盐、白糖，淋入陈醋，拌匀调味。

④ 将拌好的食材盛出，撒上白芝麻，装入盘中即可。

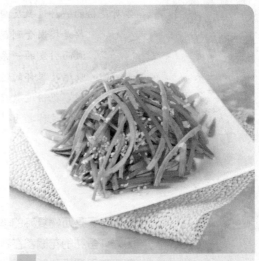

功效 胡萝卜富含β-胡萝卜素，能有效预防各种过敏反应；豆腐可提高免疫力。本品可预防气象过敏反应。

柠檬蜂蜜菊花茶

● 原料：柠檬60克，菊花7克
● 调料：蜂蜜15毫升
● 做法：

① 将柠檬洗净，切成片；菊花用清水洗净，备用。

② 往砂锅中注入适量清水烧开，放入柠檬片、菊花搅拌几下。盖上盖，用小火煮5分钟。

③ 揭开盖，捞出菊花。加入蜂蜜，用锅勺搅拌均匀。

④ 把煮好的茶水盛入杯中即可。

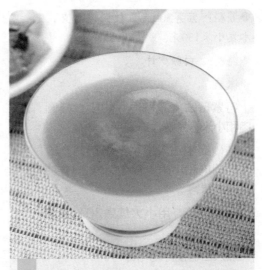

功效 柠檬富含维生素C，可有效抑制过敏症状；蜂蜜可缓解过敏。本品是预防气象过敏症的极佳选择。

花粉过敏症

花粉过敏症是特异性个体对花粉的一种过敏反应，主要是指因受到花粉刺激而引发的一系列呼吸道及眼部的过敏表现。花粉过敏症在民间又被称之为"热伤风"。

♻ 季节原因

春天是万物复苏的季节，因为许多花的花期都在春天，花粉自然漫天飞舞，因此很容易引起花粉过敏症。

☢ 自我预防

①避免接触过敏原：一旦了解到自己的过敏原，避免接触是最直接、有效的方法。春季尽量避免去野外，可关闭门窗减少致敏花粉的进入。

②做好防护：外出时做好防护，尽量穿长袖、长裤，并且佩戴口罩。外出回来后要及时更换衣物。

③营养饮食：饮食要清淡，尽量避免食用易过敏食物，还可多吃一些抗过敏的食物，如胡萝卜、洋葱、大蒜等。

⚕ 紫薯桂圆小米粥

●原料：紫薯200克，桂圆肉30克，水发小米150克

●调料：白糖少许

●做法：

①将紫薯去皮，洗净，切丁；桂圆肉和小米分别洗净，备用。

②往砂锅中注入适量清水烧开，放入桂圆肉和小米，拌匀，煮30分钟后放入紫薯。

③再盖上盖，用小火续煮20分钟至食材熟透。

④加入白糖搅拌均匀即可。

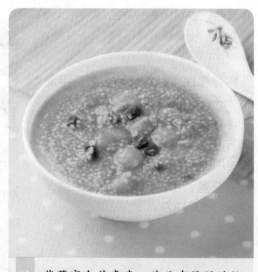

功效 紫薯富含花青素，其具有很强的抗氧化功能，可有效抑制炎症及过敏反应。本品可预防花粉过敏症。

⊕ 西红柿炒洋葱

●原料：西红柿100克，洋葱40克，蒜末、葱段各少许

●调料：盐2克，鸡粉、水淀粉、食用油各适量

●做法：

①将西红柿洗净，切小块；洋葱去皮洗净，切小片。

②锅中注油烧热，倒入蒜末爆香，放入洋葱片炒香，再倒入西红柿炒至析出水分。

③加盐炒匀，再放入适量鸡粉，翻炒至食材断生。

④倒入少许水淀粉，快速翻炒至食材熟软、入味后盛出装盘，撒上葱段即可。

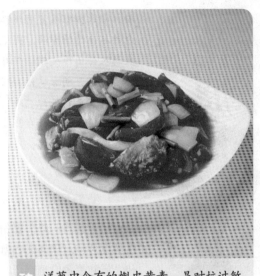

功效 洋葱中含有的槲皮黄素，是对抗过敏的"有力武器"，作用类似于抗过敏药。本品可有效预防花粉过敏症。

⊕ 胡萝卜丝烧豆腐

●原料：胡萝卜85克，豆腐200克，蒜末、葱花各少许

●调料：盐3克，鸡粉2克，生抽5毫升，老抽2毫升，水淀粉5克，食用油适量

●做法：

①将豆腐洗净，切方块；胡萝卜洗净，切细丝。

②锅中注水烧开，加盐、豆腐块略煮，放入胡萝卜丝焯熟，捞出。

③锅中注油烧热，放入蒜末爆香，放入豆腐、胡萝卜丝、清水、盐、鸡粉、生抽、老抽拌炒均匀，续煮1分钟，至食材入味。

④倒入适量水淀粉勾芡，炒至食材熟软，撒上葱花即可。

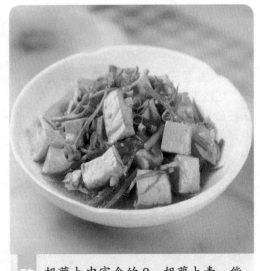

功效 胡萝卜中富含的β-胡萝卜素，能有效预防各种过敏反应。本品有预防花粉过敏的功效。

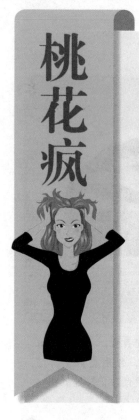

桃花疯

桃花疯，又叫三月桃花癫，即躁狂症或者有躁狂症成分的其他情绪障碍。得了桃花疯的人会出现失眠、兴奋、不停地说话、胡言乱语、唱歌等症状，甚至到处跑、跳，一刻也停不下来。此症在正逢桃花盛开时发生或复发，所以称之为桃花疯。

季节原因

春季时冷时热，易引起人的情绪波动及身体的内分泌变化，导致患者情绪亢奋、夸大妄想而患桃花疯。

自我预防

①保持心情愉悦：可以让患者多参加一些活动，培养一些兴趣爱好，使患者尽量保持心情愉悦，促进病情的好转，甚至可避免病情复发。

②家人多体谅、关心：患者本身精神压力就很大，如果得不到家人的关心和支持，复发概率很大。

③保持睡眠充足：避免患者过度操劳，要保证足够的睡眠休息时间，让患者尽量放松，不要一直处于神经紧绷状态。

红薯莲子粥

●原料：红薯80克，水发莲子70克，水发大米160克

●做法：

①将水发莲子去心；红薯洗净去皮，切成丁。

②往砂锅中注入适量清水，用大火烧开，放入莲子和水发大米，搅拌均匀，大火烧开后，用小火约煮30分钟，至食材熟软。

③再放入红薯丁，搅拌均匀，用小火煮15分钟，至食材熟烂。

④将红薯莲子粥盛出，装入碗中即可食用。

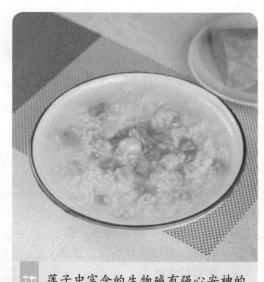

功效　莲子中富含的生物碱有强心安神的功效；常食红薯有益于人体健康。本品有预防桃花疯的功效。

苹果炖鱼

●原料：草鱼肉150克，猪瘦肉50克，苹果50克，红枣10克，姜片少许

●调料：盐3克，鸡粉4克，料酒8毫升，水淀粉3克，食用油少许

●做法：

①将苹果洗净去核，切块；草鱼肉洗净，切块；红枣洗净去核；瘦肉洗净，切块，加少许盐、鸡粉、水淀粉拌匀，腌渍。

②往热锅中注油，放入姜片、草鱼块，煎至两面微黄。倒入料酒、清水、红枣、盐、鸡粉、瘦肉，拌匀焖熟。揭盖，倒入苹果块，大火煮1分钟。

③关火后盛出煮好的食材，装入碗中即可。

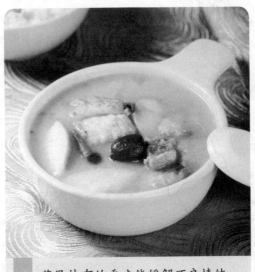

功效 苹果特有的香味能缓解不良情绪，有养心安神的功效。本品适合桃花疯患者食用。

南瓜百合

●原料：南瓜250克，百合200克

●调料：蜜汁5克，白糖20克

●做法：

①将南瓜洗净，去皮，在表面切锯齿花刀，备用。

②将百合拣去杂质，洗净，沥干水分，加白糖搅拌均匀，放入南瓜中，将南瓜百合入蒸锅蒸8分钟。

③取出，淋上蜜汁，晾凉后即可食用。

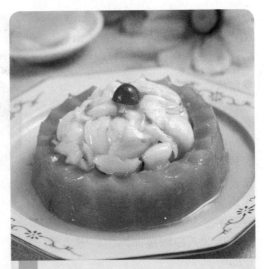

功效 百合有滋补功效，能养心安神；南瓜富含维生素B_6，能让人产生愉悦感。本品可有效预防桃花疯。

麻疹

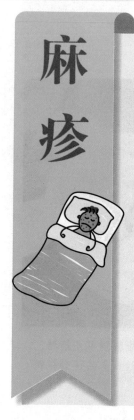

麻疹是儿童最常见的急性呼吸道传染病之一，其传染性很强，在人口密集而未普种疫苗的地区易2～3年发生一次。麻疹是由于感染麻疹病毒所引起的，可分为典型麻疹、轻型麻疹、重型麻疹、异型麻疹，以发热、上呼吸道炎等为主要症状。

♻ 季节原因

麻疹是由麻疹病毒引起的，春暖花开，人们结伴出行较多，麻疹病毒存活在患者的呼吸道分泌物内，通过空气、飞沫进行传播。

☢ 自我预防

①提高免疫力：提高人体的免疫力是预防麻疹的关键，对于易感人群实施计划免疫具有现实意义，如果发现麻疹病人，应该采取措施防止传播。

②养成良好的卫生习惯：经常保持口腔、眼睛、鼻、皮肤的清洁，经常洗手，饭后常漱口，穿着要冷暖适宜。

③饮食上补充营养：饮食应该尽量营养而且容易消化，可少食多餐，多补充水分，多吃五谷杂粮。

✚ 花生核桃芝麻粥

● 原料：黑芝麻10克，黄豆30克，花生米、核桃仁各20克，大米70克

● 调料：白糖4克，葱花8克

● 做法：

①将大米、黄豆泡发洗净。

②将花生米、核桃仁、黑芝麻均洗净，捞起沥干。

③将锅置火上，倒入清水，放入大米、黄豆、花生米煮沸。

④再加入核桃仁、黑芝麻，转中火煮至粥呈浓稠状。

⑤最后调入白糖搅拌均匀，撒上葱花即可。

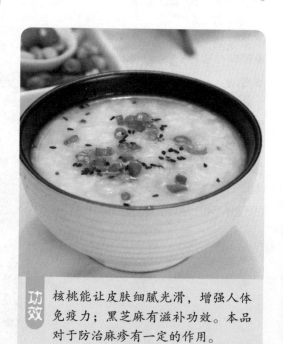

功效 核桃能让皮肤细腻光滑，增强人体免疫力；黑芝麻有滋补功效。本品对于防治麻疹有一定的作用。

菊花双萝丝

●原料：鲜菊花少许，白萝卜、胡萝卜各200克

●调料：盐3克，醋5克，白糖10克

●做法：

①将鲜菊花洗干净，沥干水分，备用。

②将白萝卜洗净，切丝，倒入沸水锅中焯水，装盘。

③胡萝卜洗净，切丝，倒入沸水锅中焯水，装入白萝卜丝的盘中。

④加盐腌渍5分钟。

⑤调入适量的白糖、醋搅拌均匀，最后再撒上菊花即可。

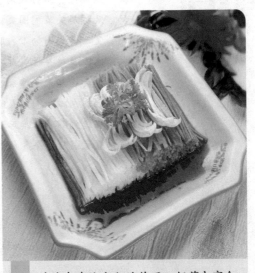

功效 菊花有清热去火的作用；胡萝卜富含维生素等物质；白萝卜有除痰润肺的作用。本品有减轻麻疹病情之效。

蓝莓果蔬沙拉

●原料：黄瓜120克，火龙果肉片110克，橙子100克，雪梨90克，蓝莓80克，柠檬汁70毫升

●调料：沙拉酱15克

●做法：

①将橙子洗净，切小瓣。

②雪梨洗净去皮，切小块。

③黄瓜洗净，切小块。

④把切好的食材装入碗中，倒入洗净的蓝莓，放入火龙果肉片，挤上适量沙拉酱和柠檬汁，搅拌均匀即可。

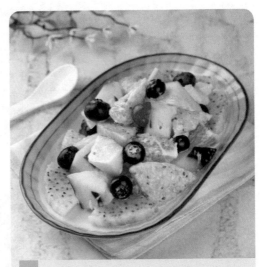

功效 蓝莓可增强机体免疫功能；雪梨有清热作用。本品能够帮助麻疹患者补充水分，促进恢复。

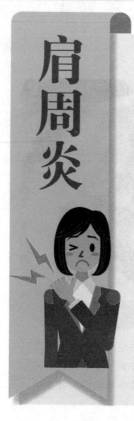

肩周炎

肩周炎，俗称凝肩、五十肩，又称肩关节周围炎，是肩关节囊及其周围韧带、肌腱和滑囊的慢性特异性炎症。发病时肩部会逐渐产生疼痛，肩关节的活动功能受限且日益加重，在达到某种程度后逐渐缓解，直至最后完全复原。

♻ 季节原因

春天对应肝脏，是肩周炎的多发季节。肝功能不足会影响肩部血液循环，从而引发肩周炎。春季天气有时较寒，如不注意肩部保暖，则易得病。

☢ 自我预防

①注意防寒保暖：根据天气的变化及时增减衣物，特别是夜间要注意肩部的保暖，这对于预防肩周炎有很重要的作用。

②适度功能锻炼：特别要注意关节的运动，但是运动量要适宜，避免引起肩关节及周围的组织拉伤。

③纠正不良姿势：对于工作中需要长期伏案工作的人群，要注意调整姿势，避免因长期不良姿势导致慢性损伤。

花生牛奶豆浆

●原料：花生米30克，水发黄豆50克，牛奶100毫升，矿泉水适量

●做法：

①将花生米倒入碗中，再放入已浸泡8小时的黄豆，加水，搓洗干净后沥干水分。

②把黄豆、花生、牛奶倒入豆浆机中，加适量矿泉水至水位线即可。

③选择"五谷"程序，再选择"开始"键，约打15分钟即可。

④将豆浆煮熟后倒入滤网，滤取豆浆后倒入杯中，捞去浮沫即可饮用。

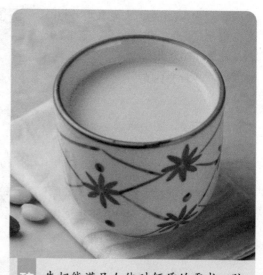

功效 牛奶能满足人体对钙质的需求，防治骨质疏松；香蕉有松弛肌肉的功效。本品有预防肩周炎的功效。

🥄 上汤白菜

●原料：鲜嫩白菜心300克

●调料：上汤适量，盐3克，味精3克，枸杞5克，胡椒粉3克

●做法：

①将鲜嫩白菜心洗净，备用。

②将锅置旺火上，加适量清水，调入盐、味精、胡椒粉煮沸。

③下入白菜心，焯至断生后捞出，入冷开水中过凉捞出，用刀修整齐，放入碗中。

④将锅洗净，放入上汤烧沸，加入枸杞煮3分钟，倒入装白菜的碗内，入蒸锅蒸熟即可。

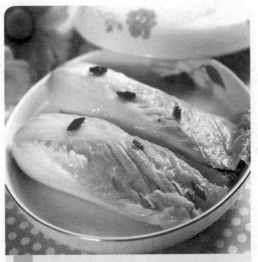

功效 白菜富含钙质，其中所含的维生素C能促进钙的吸收。本品能延缓骨质老化，缓解肩周炎。

🥄 芝麻拌黑木耳

●原料：水发黑木耳70克，彩椒50克，香菜20克，熟白芝麻少许

●调料：盐3克，鸡粉2克，陈醋5毫升，香油2克，生抽5毫升，食用油适量

●做法：

①将黑木耳、彩椒洗净，切块；香菜洗净，切段。

②锅中注入适量清水烧开，放入少许盐、食用油，放入黑木耳、彩椒块拌匀，煮至食材熟透，捞出沥干。

③将木耳和彩椒装碗，加盐、鸡粉、香菜段、陈醋、香油、生抽，用筷子拌匀调味，盛出，装盘，撒上熟白芝麻即可。

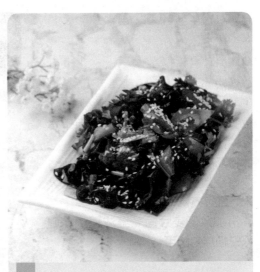

功效 黑木耳有强身健体、通经活血的功效。本品可有效改善血液循环，防治气滞血瘀，缓解肩周炎。

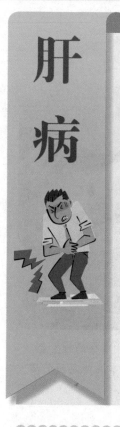

肝病

肝病是指发生在人体肝脏的病变，包括乙肝、甲肝、丙肝、肝硬化、脂肪肝、肝癌、酒精肝等多种肝病。按病因学可分为慢性病毒性肝炎、自身免疫性肝炎、药物毒性肝炎、遗传性疾病等，它是一种常见的危害性极大的疾病，一般以积极预防为主。

♻ 季节原因

"肝与春气相应"，春季，万物生长，人体新陈代谢旺盛，体内病毒也进入到活跃期，肝脏的负担会随之加重，各种肝病也到了高发期。

☢ 自我预防

①切断传播途径：因有些肝炎可通过血液和体液传染，所以应该远离各种可能受血液污染的器具，避免与他人共享生活用品。

②饮食均衡：饮食上不仅要营养，还要保持营养的的均衡，否则会增加肝脏的负担。肝病患者可以适量多食富含蛋白质和B族维生素、维生素E的食物。

③保持正常的体重：体重增加会让肝脏工作更辛苦，进而会增加患肝病的概率。

⊕ 红豆麦片粥

● 原料：红豆30克，燕麦片20克，大米70克

● 调料：白糖4克

● 做法：

①将大米、红豆均放入清水中泡发，再捞出，用清水洗净，沥干水分，备用。

②将燕麦片洗净，备用。

③将锅置火上，倒入清水，放入大米、红豆煮沸。

④再加入燕麦片同煮至浓稠状，调入白糖拌匀即可。

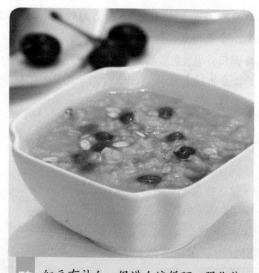

功效 红豆有补血、促进血液循环、强化体力的作用；燕麦片可帮助消化。本品有增强体质、预防肝病的作用。

🥣 苹果胡萝卜牛奶粥

● 原料：苹果、胡萝卜各25克，牛奶100毫升，大米100克

● 调料：白糖5克，葱花少许

● 做法：

① 将胡萝卜、苹果洗净切小块；大米淘洗干净。

② 将锅置火上，注入清水，放入大米煮至八成熟。

③ 放入胡萝卜、苹果煮至粥成，倒入牛奶稍煮，加白糖调匀，撒葱花即可。

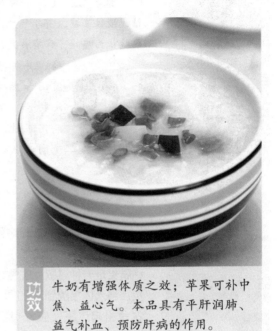

功效 牛奶有增强体质之效；苹果可补中焦、益心气。本品具有平肝润肺、益气补血、预防肝病的作用。

🥣 莴笋玉米鸭丁

● 原料：鸭胸肉、莴笋各150克，玉米粒90克，彩椒块50克，蒜末、葱段各少许

● 调料：盐、鸡粉各3克，料酒、生抽、水淀粉、香油、食用油各适量

● 做法：

① 将莴笋洗净去皮，切丁，焯水；彩椒块洗净，焯水；玉米洗净，焯水。

② 鸭胸肉洗净，切丁，加盐、料酒、生抽腌渍约10分钟。

③ 锅中注油烧热，倒入鸭肉丁炒散，淋生抽、料酒提味，倒入蒜末、葱段炒香，再入莴笋、彩椒、玉米，大火翻炒至软。转中火，加盐、鸡粉调味，用水淀粉勾芡，淋入香油，炒至食材熟透、入味即可。

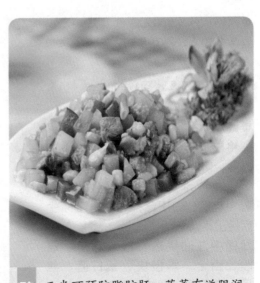

功效 玉米可预防脂肪肝；菠菜有滋阴润燥、舒肝养血等作用。本品有养心润肺、舒肝养血、预防肝病之效。

春季结膜炎

春季结膜炎是一种双侧结膜慢性炎症，有季节性，主要症状为瘙痒，伴有畏光、疼痛、异物感、流泪和黏性分泌物等，如白天用眼过度，晚间症状便加重。

♻ 季节原因

春季万物复苏，却给易过敏的人群造成了困扰。春季结膜炎是一种过敏反应性结膜炎，当人体接触到过敏原时，就会引起过敏反应性炎症。

☢ 自我预防

①避免接触过敏原：一旦了解到过敏原之后，避免接触是最有效的方法。

②多吃抗过敏食物：如蜂蜜、红枣、洋葱、大蒜、紫甘蓝等，这些食物都含有大量的抗炎、抗过敏物质，能有效预防一些过敏反应。

③加强用眼卫生：注意眼部卫生，避免徒手揉搓眼睛，减少各种外界刺激。

④保证睡眠：注意休息，保证足够的睡眠，以免引起免疫系统的紊乱。

⊕ 丝瓜百合炒紫甘蓝

●原料：丝瓜200克，紫甘蓝90克，白玉菇70克，鲜百合50克，彩椒块40克，蒜末、葱段各少许

●调料：盐3克，鸡粉2克，生抽6毫升，水淀粉、食用油各适量

●做法：

①将白玉菇洗净，切段；丝瓜洗净去皮，切块；紫甘蓝洗净，切块。

②锅中注水烧开，加入盐、紫甘蓝、丝瓜、白玉菇拌匀，煮至断生后捞出，沥干。

③锅中注油烧热，放入蒜末、葱段、百合、彩椒块、紫甘蓝、丝瓜、白玉菇，翻炒至熟软，加盐、鸡粉、生抽、水淀粉快速炒匀，至食材熟透、入味，盛出装盘即可。

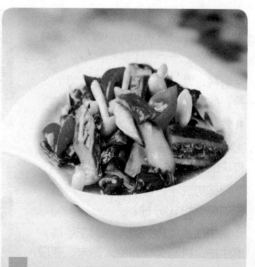

功效 紫甘蓝富含维生素C，可预防细菌感染；丝瓜有消炎杀菌、抗过敏的功效。本品可防治春季结膜炎。

蜜柑汁

● 原料：蜜柑250克，柠檬汁200毫升
● 调料：蜂蜜适量
● 做法：

① 将蜜柑去除外皮、籽，掰成瓣，再装入碗中，备用。

② 将柠檬汁、蜂蜜、蜜柑放入榨汁机中，充分混合均匀。

③ 接通电源，搅打2分钟，将打好的果汁倒入杯中饮用即可。

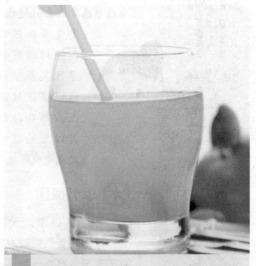

功效　蜜柑富含维生素C，能提高人体免疫力；柠檬汁可抗菌清热。本品可缓解过敏症状，预防春季结膜炎。

柚子果酱茶

● 原料：柚子果酱1大匙，白开水1杯
● 调料：白糖适量
● 做法：

① 将柚子果酱取出，放到杯中。

② 往杯中倒入适量白开水，搅匀冲泡约5分钟。

③ 再往杯中放入适量的白糖，搅拌至白糖溶化。

④ 静置片刻，待杯中茶水稍凉后，即可饮用。

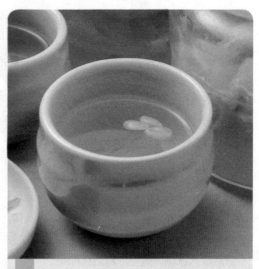

功效　柚子富含维生素C，可缓解过敏症状。本品可预防过敏，增强机体活力，有效预防春季结膜炎。

慢性支气管炎

慢性支气管炎是由于感染或非感染因素引起的气管、支气管黏膜及其周围组织的慢性非特异性炎症。临床上出现有连续两年以上，每年持续三个月以上的咳嗽、咳痰或气喘等症状。

♻ 季节原因

刚步入春季，天气变化大，是慢性支气管炎发病率较高的季节。寒冷一般是慢性支气管炎发作的诱因，其发病及加重常见于冬春交替季节。

☢ 自我预防

①饮食宜清淡，忌食刺激辛辣食物：春季饮食以清淡营养最佳，可以适量多吃祛痰、健脾、补肾、养肺的食物。

②多补充维生素：最好的饮食预防就是多喝蔬果汁，因为蔬果汁具有很好的补充维生素和矿物质的功效。

③适当运动：可以在空气清新的户外进行一些适当的体育锻炼，以能够改善呼吸系统，增强免疫力的运动为宜。

✚ 银耳雪梨白萝卜汤

●原料：水发银耳120克，雪梨100克，白萝卜180克

●调料：冰糖适量

●做法：

①将雪梨和白萝卜分别去皮洗净，切成小块。

②将银耳洗净，切去黄色根部，再切小块。

③往砂锅中注入适量清水，用大火烧开，放入切好的白萝卜、雪梨块，倒入银耳，用小火炖30分钟，至食材熟软。

④最后放入冰糖，煮至冰糖溶化即可。

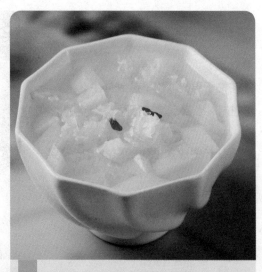

功效 雪梨和银耳有滋阴润肺的功效，适量食用可减轻慢性支气管炎咳嗽的症状。本品对慢性支气管炎有良好的功效。

包菜胡萝卜汁

●原料：包菜叶1片，胡萝卜半根，柠檬汁10毫升

●做法：

①将包菜叶用清水洗净，切成4等份，备用。

②将胡萝卜用清水洗净，切成细长条，备用。

③将上述备好的材料放入榨汁机中榨成汁。

④再加入柠檬汁，待混合均匀后即可饮用。

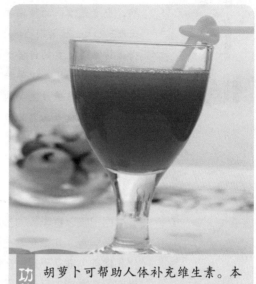

功效 胡萝卜可帮助人体补充维生素。本品有增强免疫力的作用，适合慢性支气管炎患者饮用。

核桃仁黑豆浆

●原料：核桃仁35克，黑豆50克

●调料：白糖、矿泉水各少许

●做法：

①将黑豆浸泡8小时，洗净，沥干水分，备用。

②核桃仁碾碎，备用。

③将备好的黑豆和核桃碎一起放入豆浆机中。

④添加适量矿泉水，搅打成豆浆，烧沸后滤出豆浆。

⑤加入白糖调味，搅拌均匀即可。

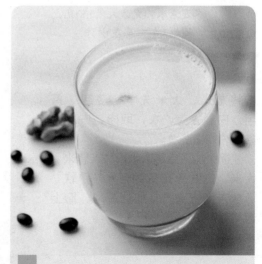

功效 核桃仁有增强体质的作用；黑豆有祛风除湿、调中下气的作用。本品有减轻慢性支气管炎症状之效。

百日咳

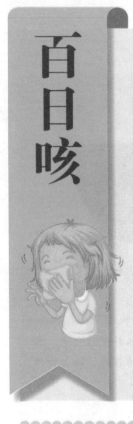

百日咳是急性呼吸道传染病，患者是唯一的传染源，潜伏期2~23天，传染期约45天，呼吸道传染是主要的传播途径。人群普遍易感染，以学龄前儿童较多。百日咳最主要的症状是不间断地咳嗽，因此治疗百日咳的首要任务就是止咳。

♻ 季节原因

百日咳以春季较为多见，尤其是早春，儿童穿着上的变化和精神上准备不足，在冬季养成的抗寒能力又有所下降，寒邪容易入侵，使人致病。

☢ 自我预防

①接种预防疫苗：预防接种后，人体内所产生的对某种传染病的抵抗力，叫作特殊抵抗力。预防接种是预防百日咳的好方法。

②保持室内空气清新：春季预防百日咳一定要保持室内空气的流通，空气清新，阳光的充足。

③补充维生素：初入春季，可以适量多食用一些清润滋养的食物，少食多餐，多吃一些新鲜的五谷杂粮，补充维生素，增强体质。

🥣 薏米白果粥

● 原料：水发薏米40克，大米130克，白果50克，枸杞3克，葱花少许

● 调料：盐2克

● 做法：

①将薏米、大米洗净，浸泡，备用；白果去壳、衣，取肉，洗净，备用；枸杞洗净。

②往锅中加入适量清水，放入薏米、大米、白果煮30分钟至米粒熟软。

③放入枸杞稍煮，加盐调匀，撒上葱花即可。

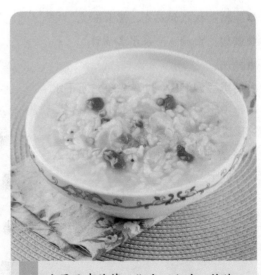

功效 白果具有杀菌、化痰、止咳、补肺、通经、利便之功效。本品具有减轻百日咳症状的食疗功效。

灯心草百合炒芦笋

●原料：新鲜百合150克，芦笋75克，白果50克，益智仁10克，灯心草2克

●调料：盐4克，色拉油5克

●做法：

①将益智仁、灯心草用清水洗净，再加水煎煮，取汁备用。

②将百合剥片，洗净，入清水中浸泡片刻后捞出。

③将芦笋洗净，切斜段；白果洗净。

④锅内倒入色拉油加热，放入百合、芦笋、白果翻炒，倒入药汁拌匀，用大火煮约3分钟，加盐调味即可。

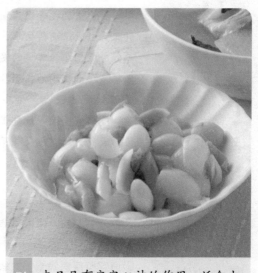

功效 本品具有安定心神的作用，适合由于咳嗽而导致长期失眠的患者食用，具有减轻百日咳症状的作用。

罗汉果胖大海茶

●原料：罗汉果1个，胖大海5个，灵芝10克

●调料：蜂蜜10克

●做法：

①将罗汉果、灵芝洗净，沥干水分，拍碎后备用。

②将胖大海洗净，沥干水分，与罗汉果、灵芝、清水一起入锅，用大火煮开，然后转小火慢煮20分钟，滤渣取茶汤。

③往茶汤中加入蜂蜜调味，搅拌均匀即可。

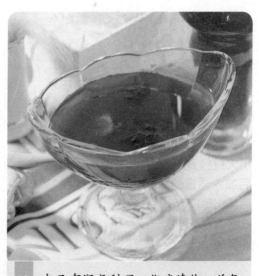

功效 本品有润喉利咽、化痰清热、益气补虚的功效，适合咽喉疼痛、口干咽燥的百日咳患者经常适量饮用。

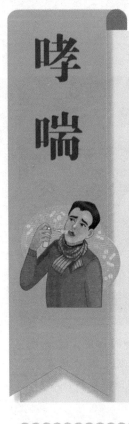

哮喘

哮喘是一种慢性支气管疾病，患者的气管因为发炎而肿胀，呼吸道变得狭窄，因而导致呼吸困难。哮喘的发病原因很多，如猫狗的皮垢、霉菌等过敏原的侵入，微生物感染，气候寒冷而导致呼吸道感染，天气突然变化或气压降低都可能导致哮喘病发作。

♻ 季节原因

冬去春来，昼夜温差大，寒冷空气易诱发哮喘，而且呼吸道感染疾病病原多为病毒、细菌等，这些病原作为过敏原被人吸入后可诱发哮喘。

☢ 自我预防

①补水补钙是关键：补钙除了有促进骨骼生长发育的作用之外，还具有抗过敏原的作用。此外，也要注意多喝水，补充水分，稀释痰液，预防哮喘。

②预防感冒：风寒感冒最容易诱发哮喘，因此在天气骤变时一定要做好防御措施。

③均衡饮食：饮食上要遵循清淡又富有营养的原则，避免吃辛辣厚腻的食物和发物，多吃蔬果，如胡萝卜、丝瓜等。

⊕ 菊花桔梗雪梨汤

● 原料：甘菊5朵，桔梗5克，雪梨1个
● 调料：冰糖5克
● 做法：
①将甘菊、桔梗分别洗净，沥干水分，备用。
②在锅中加入1200毫升清水煮开，放入甘菊和桔梗，大火煮沸，再转小火继续煮10分钟，去渣留汁，然后加入适量的冰糖调味，搅拌均匀后盛出晾凉。
③将雪梨洗净，去皮、核，切丁，放入甘菊桔梗汁中，搅拌均匀即可。

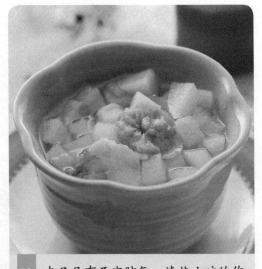

功效 本品具有开宣肺气、清热止咳的作用，尤其适合咳嗽气喘、咳吐黄痰等症的哮喘患者食用。

北杏仁猪肺粥

● 原料：猪肺150克，北杏仁10克，水发大米100克，姜片、葱花各少许

● 调料：盐3克，鸡粉2克，香油2克，料酒3毫升，胡椒粉适量

● 做法：

① 将猪肺洗净，切小块，入清水中加盐抓洗干净，再入沸水中加少许料酒汆烫，捞出。

② 砂锅中注入适量清水烧开，放入洗好的北杏仁和大米，煮至食材熟烂，放入姜片和猪肺略煮片刻。

③ 最后加入鸡粉、盐、胡椒粉，搅匀调味，淋入香油，撒上葱花即可。

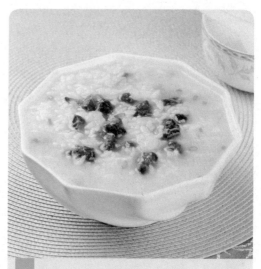

功效 猪肺具有养肺滋阴的功效；北杏仁对于气喘和咳嗽都有一定的作用。本品具有减轻哮喘症状的作用。

丝瓜炒山药

● 原料：丝瓜120克，山药100克，枸杞10克，蒜末、葱段各少许

● 调料：盐3克，鸡粉2克，水淀粉5克，食用油适量

● 做法：

① 将丝瓜洗净，对半切开，切成小块；山药去皮，洗净切段，再切成片；枸杞洗净，备用。

② 锅中加水烧开，放入少许食用油、盐，放入山药片和枸杞，略煮片刻，倒入丝瓜，煮约半分钟，捞出。

③ 锅中注油烧热，放入蒜末、葱段，爆香，倒入焯过水的食材，翻炒匀，加入鸡粉、盐，炒匀调味，淋入适量水淀粉炒熟即可。

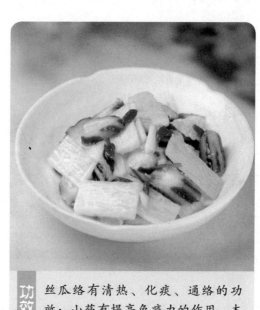

功效 丝瓜络有清热、化痰、通络的功效；山药有提高免疫力的作用。本品对于哮喘的防治有一定的作用。

冰糖芦荟百合

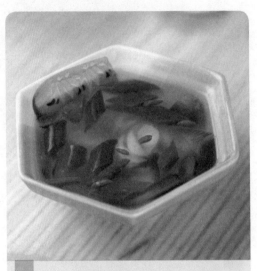

功效 百合有滋阴润肺的作用；冰糖有补中益气、止咳化痰之效。本品具有养阴生津、减轻哮喘症状的作用。

●原料：芦荟90克，百合45克，枸杞少许

●调料：冰糖40克

●做法：

①将芦荟洗净，去皮，切成块；百合洗净，沥干水分，备用；枸杞洗净，沥干水分备用。

②砂锅中注入适量清水烧开，倒入芦荟丁、百合，大火煮沸后转小火炖煮约20分钟。

③放入枸杞拌匀，稍煮片刻。

④最后放入冰糖调味，煮至其溶化即可。

浙贝母杏仁露

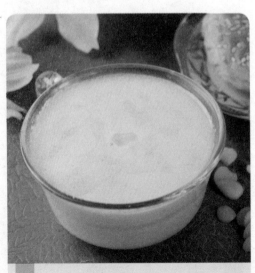

功效 杏仁可治疗哮喘所致的咳嗽、气喘、痰多等症。本品有减轻哮喘症状的作用。

●原料：浙贝母10克，甜杏仁8克

●调料：冰糖15克

●做法：

①将浙贝母洗净，备用。

②杏仁用水浸泡片刻，去皮、尖后洗净，备用。

③将浙贝母、杏仁放入砂锅中，加适量清水煮沸。

④最后加入冰糖续煮30分钟，去渣留汁，晾凉后饮用即可。

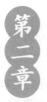

第二章

夏季常见疾病食养方

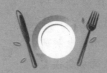

暑热夏季，骄阳似火。人体的气血运行与环境也是相协调的，夏季最宜静心养神，避免动怒动气。《黄帝内经》认为，心主神明，为君主之宫，夏季养生最好保持淡泊宁静的心境。本章主要根据《黄帝内经》介绍了一些夏季常见的疾病、病因和预防，并根据夏季高温、高湿的特点，列出了对症的食养方。

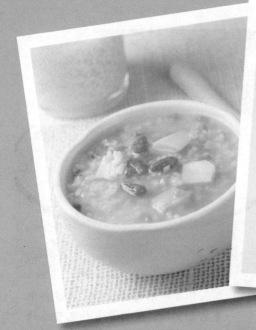

《黄帝内经》

"夏三月，此谓蕃秀。天地气交，万物华实。"

"逆夏气，则太阳不长，心气内洞。"

"南风生于夏，病在胸胁。"

"夏气者，病在脏。"

"仲夏善病胸胁，长夏善病洞泄寒中。"

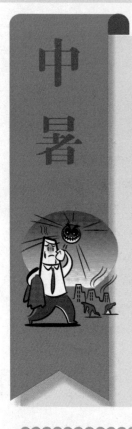

中暑

中暑是人体在高温和热辐射的长时间作用下，机体体温调节出现障碍，水、电解质代谢紊乱及神经系统功能损害症状的总称，是热平衡机能紊乱而发生的一种急症。

♻ 季节原因

夏天天气炎热，人们处在高温之下，为了散发体内的热，会出现大量流汗的现象，流汗不仅会带走热量，还会带走体内大量的水分及营养物质，如果没有及时补水，会产生脱水的症状，出现头晕、恶心、虚脱等，即引起中暑。

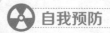 自我预防

①供给合理的饮料和营养：夏季出汗多时应饮用0.3%的冷盐开水或冷冻盐汽水，适量增加蛋白质和B族维生素、维生素C的摄入。

②多吃新鲜蔬菜和水果：多食用西红柿、西瓜、杨梅、桃、李子等，这类蔬果中含维生素C尤为丰富，有助于增强体质。

③合理安排休息时间：夏季最宜晚睡早起，中午还可稍微延长午休的时间，这样才能有饱满的精神面对下午的工作。

⊕ 瘦肉冬瓜薏米粥

● 原料：薏米80克，瘦猪肉、冬瓜各适量

● 调料：盐2克，料酒5毫升，葱8克

● 做法：

① 将薏米泡发洗净；冬瓜去皮洗净，切丁；瘦猪肉洗净，切丝；葱洗净，切花。

② 将锅置火上，倒入清水，放入薏米，以大火煮至米粒开花。

③ 再加入冬瓜煮至浓稠状，下入瘦猪肉丝煮至熟透，调入盐、料酒搅拌均匀，撒上葱花即可。

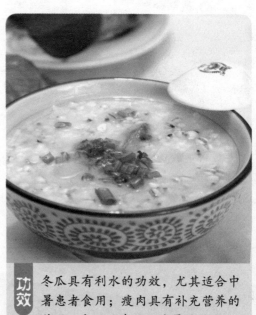

功效 冬瓜具有利水的功效，尤其适合中暑患者食用；瘦肉具有补充营养的作用。本品具有祛湿消暑的功效。

西瓜翠衣炒鸡蛋

●原料：西瓜皮200克，芹菜70克，西红柿120克，鸡蛋2个，蒜末、葱段各少许

●调料：盐3克，鸡粉3克，食用油少许

●做法：

①将芹菜洗净，切段；将西瓜皮去硬皮后切段，再切成条；西红柿洗净，对半切开，切成瓣；将鸡蛋打入碗中，放少许盐、鸡粉，打散、调匀。

②锅中注油烧热，倒入蛋液，炒至熟，将炒熟的鸡蛋盛出，备用。

③将油锅烧热，放入蒜末爆香，倒入芹菜、西红柿、西瓜皮、鸡蛋炒匀，加盐、鸡粉炒匀调味，撒上葱段即可。

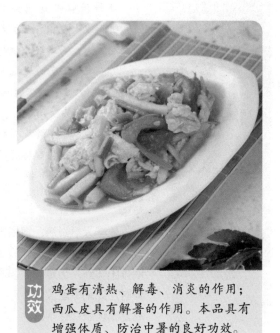

功效 鸡蛋有清热、解毒、消炎的作用；西瓜皮具有解暑的作用。本品具有增强体质、防治中暑的良好功效。

甘蔗马蹄陈皮饮

●原料：甘蔗100克，马蹄100克，陈皮6克

●调料：冰糖15克

●做法：

①将马蹄洗净去皮，对半切开，再切成小块；将甘蔗洗净去皮后敲破，切成小段。

②砂锅中注入适量的清水烧开，放入洗净的陈皮、甘蔗段，倒入切好的马蹄，盖上盖，烧开后用小火炖20分钟，至食材熟软。

③揭开盖，放入适量的冰糖，煮至其溶化即可。

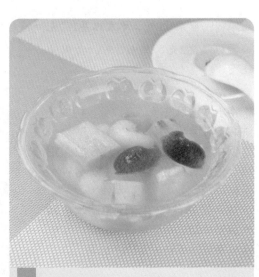

功效 甘蔗具有清热、生津、下气、润燥的作用。本品对于减轻心烦口渴、夏暑秋燥都具有一定的作用。

缺钾性软瘫

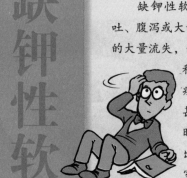

缺钾性软瘫是因频繁呕吐、腹泻或大量出汗后引起钾的大量流失，而四肢出现不同程度的迟缓性瘫痪，腱反射减弱甚至消失。严重时可累及心肌，出现心动过缓、室性早搏。

♻ 季节原因

夏季天气炎热，容易大汗淋漓，而钾主要伴随汗液及尿液排出体外，当夏季做剧烈运动时，如果不能及时补充钾，就易出现缺钾性软瘫。

☢ 自我预防

①及时补充钾元素：当大量出汗或者频繁呕吐、腹泻时，可以吃香蕉补钾，严重时可口服钾盐进行补钾。

②放松心情：保持心情愉悦，情绪平静，注重平时的精神保养。

③适度锻炼：适当的体育锻炼可增强体质，但要量力而行，反之会增加身体负担。

④劳逸结合：避免过度操劳，养成良好的生活习惯，保证足够的睡眠时间，以免引起代谢性紊乱。

⊕ 菠菜银耳汤

● 原料：菠菜120克，水发银耳180克

● 调料：盐2克，鸡粉2克，食用油适量

● 做法：

①将水发银耳洗净，去根部，切块；洗好的菠菜切成段。

②锅中注入适量清水烧开，放入银耳、适量食用油，用中火煮5分钟，至银耳熟软。

③加入适量盐、鸡粉搅匀调味，放入菠菜拌匀，煮至熟软。

④将煮好的汤料盛入碗中即可。

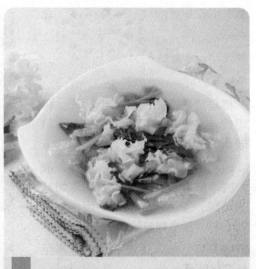

功效 银耳富含钾，能够维持神经肌肉的正常生理功能，保护心脏。本品是补钾佳品。

吉利香蕉虾枣

●原料：虾胶100克，香蕉1根，鸡蛋1个，面包糠200克

●调料：生粉、食用油各适量

●做法：

①将鸡蛋取蛋黄，打散；香蕉去皮，切2厘米长段，蘸上生粉，装盘。

②取备好的虾胶，挤成小虾丸，裹上适量生粉，放在盘中，备用。

③把香蕉果肉塞入小虾丸中，再逐一滚上蛋黄、面包糠，搓成枣状，制成虾枣生坯，备用。

④热锅注油烧热，放入虾枣生坯拌匀，用小火炸1分钟至其熟透后捞出，沥油，摆盘即可。

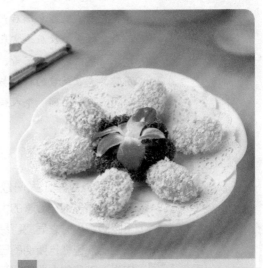

功效 香蕉富含钾和镁，钾能防止肌肉痉挛，镁则有消除疲劳的功效。本品能有效预防缺钾性软瘫。

黄豆红枣糯米豆浆

●原料：黄豆50克，糯米20克，红枣20克，矿泉水适量

●做法：

①黄豆用水浸泡8小时；红枣去核，洗净；糯米洗净，沥干备用。

②将黄豆、糯米倒入豆浆机，加入红枣、适量矿泉水，至水位线即可。盖上豆浆机机头，选择"五谷"程序，开始打浆。把煮好的豆浆倒入滤网，滤取豆浆。

③将滤好的豆浆倒入碗中，用汤匙捞去浮沫，待稍微晾凉后即可饮用。

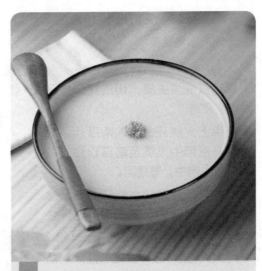

功效 黄豆富含的钾能满足人体的需求，保护心脏。红枣可增强体力、缓解疲劳。本品可预防缺钾性软瘫。

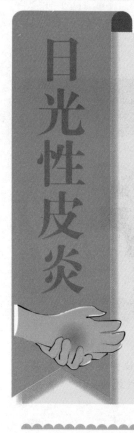

日光性皮炎

日光性皮炎又称日晒伤，是指皮肤经暴晒后产生的一种急性炎症反应。常表现为红斑、水疱、色素沉着、脱皮屑，其炎症反应的程度与光线强弱、照射时间、个人肤质等有关。

♻ 季节原因

炎炎夏季，太阳最是毒辣，有很多人在夏季的太阳光下曝晒数小时之后就容易出现日晒伤，也就是所谓的日光性皮炎。本病的主要作用光谱是UVB，与夏季强烈的紫外线有密切的联系。

☢ 自我预防

①注意防晒：外出时注意防护，如撑伞、戴宽边帽、穿长袖衣裤等。日光照射最强时尽量避免户外活动或减少活动时间。

②适度室外锻炼：可参加室外锻炼，多在温和的阳光下晒一晒，使皮肤产生黑色素，以增强皮肤对日晒的耐受能力。

③加强皮肤营养：多吃新鲜蔬果，以保持皮肤的健康及弹性。其中维生素C和维生素B_{12}能减弱皮肤对紫外线的敏感性。

⊕ 橙子南瓜羹

● **原料：** 南瓜200克，橙子120克

● **调料：** 冰糖适量

● **做法：**

①将南瓜洗净去皮，切成片；橙子洗净，剁碎。

②蒸锅上火烧开，放入南瓜片，大火烧开后用中火蒸至南瓜软烂。取出后放入碗中，捣成泥。

③锅中注入适量清水烧开，倒入冰糖，拌煮至溶化。倒入南瓜泥，快速搅散，倒入橙子肉，搅拌均匀。

④用大火约煮1分钟，撇去浮沫。盛出煮好的食材，装入碗中即可。

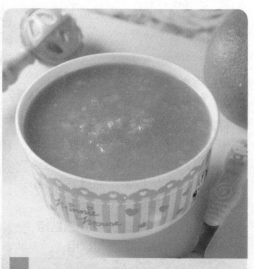

功效 橙子富含维生素C、维生素P，可增强机体的抵抗力，缓解过敏症状。本品可降低皮肤对紫外线的敏感性。

包菜肉末卷

●原料：包菜600克，肉末130克，胡萝卜、香菇各50克，姜片、蒜末、葱段各少许

●调料：盐、鸡粉各3克，料酒、生抽、水淀粉、食用油各适量

●做法：

①将包菜洗净，焯水；胡萝卜洗净去皮，切丁；香菇洗净切粒，焯水。

②将姜片、蒜末、葱段入热油锅爆香，放肉末炒匀，淋生抽、料酒提鲜，放香菇、胡萝卜炒软，加盐、鸡粉调味，制成馅料。将馅料放在包菜叶上，制成包菜卷，再入锅蒸熟。

③往锅中放清水、盐、鸡粉、生抽、水淀粉烧热，制成味汁，淋在包菜卷上即可。

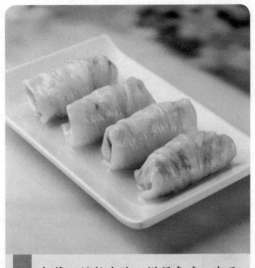

功效 包菜可保护皮肤、增强免疫。本品可增强皮肤耐受力。

黄瓜汁

●原料：黄瓜300克，白糖、凉开水各少许，柠檬50克

●做法：

①将黄瓜用清水洗净，去蒂，放入沸水中稍焯水后，捞出，沥干水分，备用。

②将柠檬用清水洗净后捞出，沥干水分，切片。

③将黄瓜切碎，与柠檬一起放入榨汁机内。

④加入少许凉开水，榨成汁。

⑤取汁，放入白糖，待混合均匀后即可饮用。

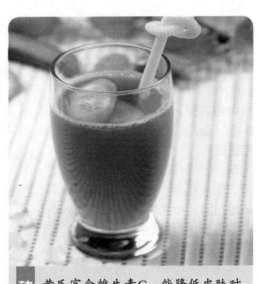

功效 黄瓜富含维生素C，能降低皮肤对紫外线的敏感性，对皮肤有保护的作用。本品可预防日光性皮炎。

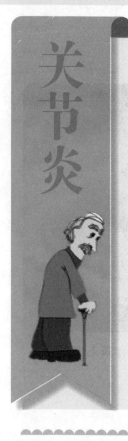

关节炎

关节炎是指发生在人体关节及其周围组织的炎性疾病，其发病与季节变化、炎症、自身免疫反应、感染、代谢紊乱、创伤等有一定的关系，临床表现为关节红、肿、热、痛、关节畸形、关节功能障碍等，病情严重者会直接影响到生活质量。

♻ 季节原因

夏天经常待在空调房内，体内热气无法疏散，反而将更多寒气吸入体内，尤其是穿了短裤而裸露在外的膝盖最容易受到影响，导致关节炎。

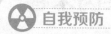 自我预防

①脚部保暖：应重视关节及脚部保暖。如果受寒，应及时用热水泡脚，以增加关节血液循环。

②携带药物：关节炎是一种病程较长的疾病，为了避免旧病的突然发作，外出时要把日常服用药物备好。

③饮食补养：适当多吃一些具有进补作用的食品，增强身体抵抗力。

④个人防护：居室保持干燥通风防湿，天气晴朗时到户外活动，晒太阳，促进体内钙质的吸收利用。

🩺 山药红枣猪蹄汤

●原料：猪蹄400克，山药200克，姜块20克，红枣20克

●调料：料酒10克，盐3克，鸡粉2克

●做法：

①山药去皮，洗净，切小块，放入水中，备用；猪蹄处理好，汆水，捞出备用。

②取一个砂锅，倒入适量清水煮开，放入红枣、猪蹄、姜块，淋入适量料酒，小火炖30分钟，放入山药，炖至山药熟透。

③最后加入盐和鸡粉调味，拌匀即可。

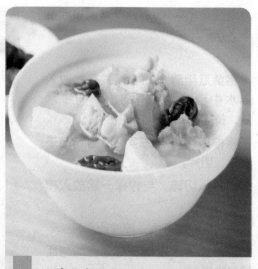

功效 猪蹄中有丰富的蛋白质和骨胶原；山药也是进补之品。本品有增强身体抵抗力、防治关节炎的作用。

🪝 牛奶鲫鱼汤

● 原料：净鲫鱼400克，豆腐200克，牛奶90毫升，姜丝、葱花各少许

● 调料：盐2克，鸡粉少许

● 做法：

① 将洗净的豆腐切成小方块，备用。

② 锅中注油烧热，放入处理干净的鲫鱼，用小火煎至散出香味，翻转鱼身，再煎至两面断生，关火后盛出煎好的鲫鱼，装入盘中备用。

③ 锅中注入适量清水烧开，撒上姜丝，放入煎过的鲫鱼，加入少许鸡粉、盐，搅匀调味，煮至鱼肉熟软。

④ 放入豆腐块，拌匀，再倒入牛奶，轻轻搅拌均匀，撒上葱花即可。

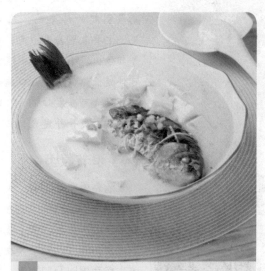

功效 鲫鱼可补阴血，通血脉，补体虚，还有祛风湿病痛之功效。本品具有很好的防治关节炎的功效。

🪝 芥蓝拌黑木耳

● 原料：芥蓝200克，水发黑木耳80克

● 调料：红椒5克，盐3克，味精2克，醋8毫升

● 做法：

① 将芥蓝去皮，洗净，切成小片，入沸水中焯一下；红椒洗净，切成小片。

② 将水发黑木耳用清水洗净，捞出，沥干水分，摘去蒂，撕小片，入开水中烫熟。

③ 将芥蓝、黑木耳、红椒装盘，放入盐、味精、醋，搅拌均匀即可。

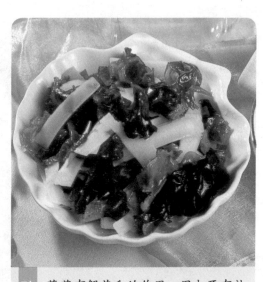

功效 芥蓝有解劳乏的作用；黑木耳有补充营养之效。本品具有增强抗病能力的作用，适合关节炎患者食用。

手足口病

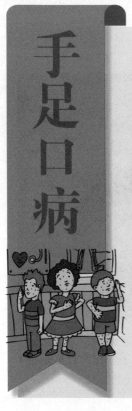

手足口病是一种由肠道病毒引起的传染病，儿童多见。主要表现为手、足、口腔等部位出现小疱疹和小溃疡，可伴随低热、厌食、口痛等。少数患者可并发心肌炎、肺水肿、脑膜炎等并发症。

♻ 季节原因

随着夏季的到来，天气越来越热，手足口病也进入了高峰期。由于手足口病主要通过消化道传播，而夏季大家都喜欢生食蔬果以及饮生水，加上儿童免疫力相对较低，就增加了儿童患手足口病的概率。

☢ 自我预防

①良好的卫生习惯：养成饭前便后洗手的好习惯，尽量少食生蔬果，不饮用生水，餐具定期消毒等。

②预防交叉感染：在手足口病高发季节，避免带小朋友去人多的地方，接触到疑似手足口病患者要及时洗手消毒。

③加强营养：多吃新鲜蔬果及优质蛋白，蔬果中富含的维生素C和维生素E，能有效提高人体免疫力，而蛋白质是参与免疫的重要物质。

⊕ 马齿苋瘦肉粥

●原料：马齿苋40克，瘦肉末70克，水发大米100克

●调料：盐、鸡粉各2克

●做法：

①马齿苋洗净，切碎；大米洗净。

②砂锅注入适量清水烧开，倒入大米，搅匀。盖上盖，用小火煮30分钟，至米粒熟软。揭开盖，倒入瘦肉末搅匀，煮至沸。放入马齿苋、盐、鸡粉，搅匀调味，用小火煮至粥成。

③关火后，盛出煮好的瘦肉粥，装入汤碗中即可。

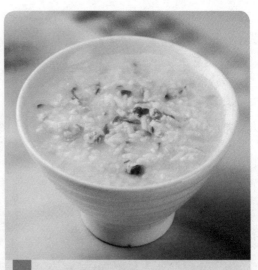

功效 马齿苋有清热解毒、杀菌消炎的功效。本品可有效抑制肠道感染，缓解手足口病。

豉香山药条

● 原料：山药350克，青椒25克，红椒20克，豆豉45克，蒜末、葱段各少许

● 调料：盐3克，鸡粉2克，豆瓣酱10克，白醋8毫升，食用油适量

● 做法：

① 将红椒洗净，切粒；青椒洗净，切粒；山药洗净去皮，切条。

② 锅中加水烧开，放入少许白醋、盐，倒入山药煮约1分钟，至其断生后捞出，沥干水分。

③ 锅中注油烧热，倒入适量豆豉，加葱段、蒜末爆香，放入红椒、青椒炒匀，倒入豆瓣酱炒匀。

④ 放入山药条炒匀，加盐、鸡粉炒匀调味，起锅装盘即可。

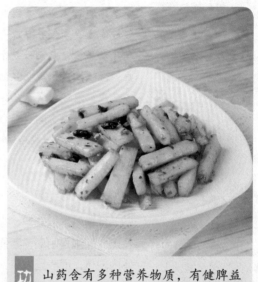

功效 山药含有多种营养物质，有健脾益胃、强身健体的功效。本品可提高人体抗病力，缓解手足口病。

西瓜柠檬蜂蜜汁

● 原料：西瓜300克，柠檬70克

● 调料：蜂蜜15克，矿泉水适量

● 做法：

① 将西瓜去皮，切成小块；柠檬洗净去皮，切成小块。

② 取榨汁机，选择搅拌刀座组合，把切好的水果倒入杯中。加适量矿泉水，盖上盖子。

③ 通电后选择"榨汁"功能，榨出果汁。断电后揭盖，加入蜂蜜，盖上盖子，通电后搅拌一会儿。

④ 断电后，把榨好的果汁盛入杯中即可。

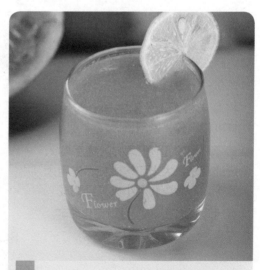

功效 柠檬汁有杀菌作用；西瓜有清热解渴、利尿消炎的功效。本品可预防胃肠道感染，预防儿童手足口病。

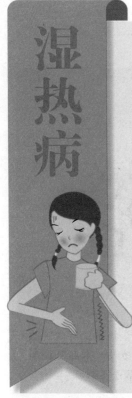

湿热病

湿热病又叫湿温病，即人受了热邪后又夹带着湿气，一般好发于夏季，并且以青壮年和儿童居多，是比较复杂的病症。湿热病会出现明显的消化道反应，表现出食欲不振、舌苔厚腻、恶呕、胸口憋闷、惊厥、便血等症，一般病程较长。

♻ 季节原因

夏季气候以高温、高湿为特点，而湿是阴邪，容易伤害体内阳气，而一旦发烧，湿气又侵入人体，长期汗出不解，则极易引发湿热病。

☢ 自我预防

①健康饮食：饮食清淡，忌暴饮暴食、辛辣油腻，少吃生冷食物，保持胃肠的健康。

②保持通风：不要住在潮湿的房间，室内应时常通风换气，避免水湿内停或湿从外入，这是预防湿热的关键。

③生活规律：保证足够的睡眠，按时吃饭，劳逸结合。可培养一些兴趣爱好，缓解工作、生活带来的压力。

⊕ 薏米核桃粥

● 原料：薏米50克，大米65克，核桃仁30克

● 调料：冰糖适量

● 做法：

①将薏米和大米分别洗净，备用；将核桃仁磨碎，备用。

②砂锅中注入适量清水，然后倒入备好的薏米、大米和核桃仁，先用大火煮沸，然后再转用小火煮至粥成。

③最后调入冰糖，煮至冰糖溶化即可。

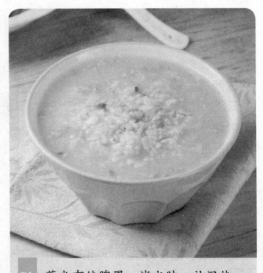

功效 薏米有健脾胃、消水肿、祛湿热、清肺热的功效；核桃可增强人体免疫。本品可有效预防湿热病。

⊕ 杏仁拌苦瓜

● 原料：杏仁15克，枸杞5克，苦瓜250克

● 调料：香油10克，鸡精5克，盐3克

● 做法：

① 将苦瓜剖开，去掉瓜瓤，洗净切成薄片，放入沸水中焯至断生，捞出，沥干水分，放入碗中。

② 将杏仁用温水泡一下，撕去外皮，掰成两瓣，放开水中烫熟；枸杞泡发洗净。

③ 将香油、盐、鸡精与苦瓜搅拌均匀，撒上杏仁、枸杞即可。

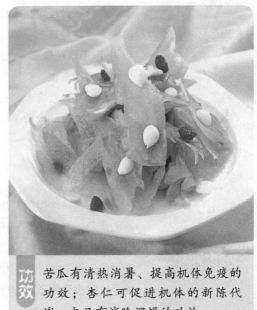

功效 苦瓜有清热消暑、提高机体免疫的功效；杏仁可促进机体的新陈代谢。本品有消除湿燥的功效。

⊕ 杞菊饮

● 原料：枸杞10克，杭菊花5克，绿茶包1袋

● 做法：

① 将枸杞洗净，沥干备用。

② 将杭菊花洗净，沥干备用。

③ 将枸杞、杭菊花、绿茶包一起放入茶杯中。

④ 往茶杯中倒入适量沸水，加盖焖泡15分钟。

⑤ 滤渣取汁后即可饮用。

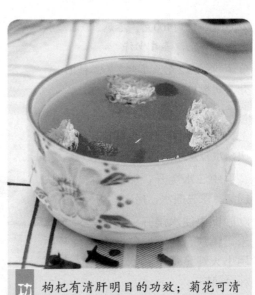

功效 枸杞有清肝明目的功效；菊花可清热解毒、疏风平肝。本品能有效祛除体内的湿热，夏季可常饮。

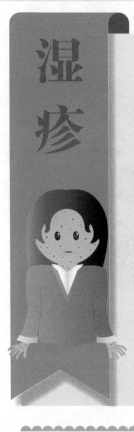

湿疹

湿疹是由多种内、外因素引起的一种迟发型皮肤炎症反应，瘙痒较剧烈。湿疹所受的内因有精神紧张、过度疲劳、内分泌失调、新陈代谢障碍等，而外因则有来自生活环境、气候变化、食物等多方面的影响。

♻ 季节原因

夏天是一个以湿、热为特征的季节，而湿热又是诱发皮肤病的主要原因。如果皮肤不能透气，在内因、外因相互影响下，就很容易透发湿疹。

☢ 自我预防

①保持皮肤干燥：汗湿的衣物要及时更换，温水清洗后换上干净、宽松的棉质衣物。

②避免刺激：皮肤比较敏感时要减少各种外界刺激，如热水烫洗、过度抓挠及化学用品刺激等。

③补充维生素B_2和烟酸：它们有助于维持皮肤和黏膜的健康。

④生活规律：养成良好的生活习惯，按时吃饭，按时睡觉，劳逸结合，避免引起机体免疫的紊乱。

⊕ 冬瓜薏米煲水鸭

●原料：鸭肉400克，冬瓜200克，水发薏米50克，姜片少许

●调料：盐2克，鸡粉2克，料酒8毫升，胡椒粉少许

●做法：

①将冬瓜洗净切块；鸭肉洗净斩成块；水发薏米洗净。

②锅中注水烧开，加入料酒、鸭块搅匀，余去血水，捞出。

③砂锅中注水烧开，放入姜片、薏米、鸭块、料酒搅匀，大火烧开后用小火炖至薏米熟软，再放入冬瓜炖至熟烂。

④放入适量盐、鸡粉、胡椒粉，搅匀调味，盛出，装入碗中即可。

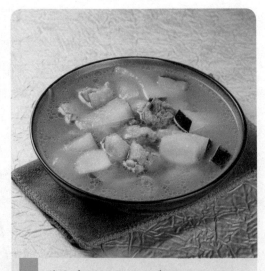

功效 薏米有利尿除湿、清湿热的功效。冬瓜可清热生津、解暑除烦。本品可以清热利湿，适合夏季食用。

茯苓鸡蛋饮

●原料：蛋黄1个，茯苓20克，麦冬10克，杏仁10克

●调料：白糖6克

●做法：

①将蛋黄入碗，搅散；茯苓、麦冬、杏仁洗净，备用。

②锅中注入适量清水烧开，倒入茯苓、麦冬、杏仁，加盖煮约20分钟至药材析出有效成分。揭盖，加入白糖。倒入搅散的蛋黄，搅匀，略煮片刻至熟。

③关火后把煮好的汤料盛出，装入碗中即可。

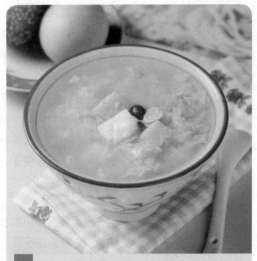

功效 茯苓有渗湿利水、健脾和胃的功效。鸡蛋可滋阴润燥，补肺养血。本品适于湿热内困的人群食用。

黄瓜猕猴桃汁

●原料：黄瓜120克，猕猴桃150克

●调料：蜂蜜15克，矿泉水适量

●做法：

①将黄瓜洗净，切成条，再切丁；猕猴桃洗净去皮，切成块。

②取榨汁机，选择搅拌刀座组合，将切好的黄瓜、猕猴桃倒入搅拌杯中，加入适量矿泉水和蜂蜜。

③盖上盖子，选择"榨汁"功能，榨取蔬果汁。

④揭盖，将榨好的蔬果汁倒入杯中即可。

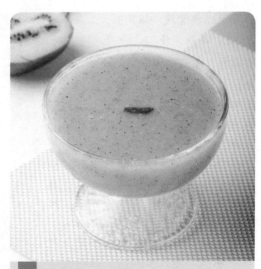

功效 猕猴桃有清热降火、润燥通便的功效；黄瓜可清热解毒、润燥平火。本品有清热利湿的功效。

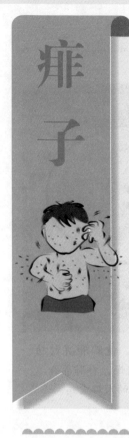

痱子

痱子又称为"热痱"，是由于在高温闷热环境下出汗过多、汗液蒸发不畅，导致汗管堵塞、汗管破裂、汗液外渗入周围组织而引起。急性发病时皮肤会出现红斑，不久发生密集的针尖大小丘疹或小水泡，自觉很痒，好发于后背、肘窝、颈部、胸背部等。

♻ 季节原因

痱子是夏天多见的皮肤急性炎症，主要是由于夏季气温高、湿度大，身体出汗过多，不易蒸发，汗液浸渍表皮角质层或渗入组织而形成痱子。

☢ 自我预防

①保持室内通风：夏天天气炎热，房间一定要保持通风凉爽，尤其是有小孩的家庭，更要注意卧室等通风，避免让小孩因为闷热出汗而出现痱子。

②注意皮肤清洁：平时注意皮肤的清洁，勤洗澡，勤洗手，保持皮肤干燥。

③多补充水分和食用新鲜蔬果：夏天因为天气炎热，大量排汗，人体所需的水分也会增加，因此一定要多喝水，多食用一些新鲜应季的蔬果。

🩺 葫芦瓜玉米排骨汤

● 原料：排骨段、葫芦瓜、玉米棒各200克，姜片少许

● 调料：盐、鸡粉各2克，料酒12毫升

● 做法：

① 将玉米棒洗净，切小段；葫芦瓜去皮洗净，切小块；排骨段加料酒汆水，捞出。

② 砂锅中注入适量的清水烧开，倒入汆过水的排骨段，撒入姜片，淋入料酒，再倒入切好的玉米棒，煮至排骨熟透。

③ 放入葫芦瓜，用小火续煮至全部食材熟透，加入少许盐、鸡粉调味即可。

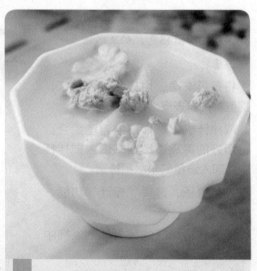

功效 玉米具有开胃益智、宁心活血、调理中气的功效。本品具有补充水分、保护皮肤、去痱止痒的作用。

苦瓜炖豆腐

●原料：苦瓜250克，豆腐200克

●调料：食用油、盐、酱油、葱花、香油各适量

●做法：

①将苦瓜洗净，去籽、切片；豆腐切块。

②锅中注油烧热，将苦瓜片倒入锅中煸炒，加盐、酱油、葱花、清水拌煮至沸。

③再放入豆腐一起炖煮至熟，淋入香油调味即可。

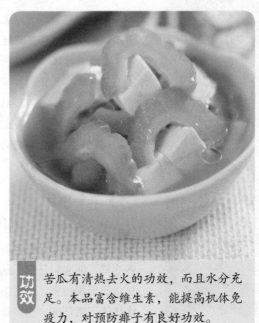

功效 苦瓜有清热去火的功效，而且水分充足。本品富含维生素，能提高机体免疫力，对预防痱子有良好功效。

黄瓜圣女果

●原料：黄瓜1根，圣女果10个

●调料：生抽5毫升，芥末、冰块各适量

●做法：

①将黄瓜洗净，切丝，用冰水泡透；圣女果去蒂洗净，对半切开。

②先将圣女果摆入盘中，再将黄瓜丝放在圣女果上面。

③取一小碟，放入准备好的芥末和生抽，制成味碟，蘸食即可。

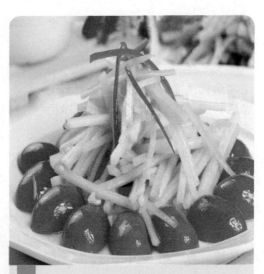

功效 黄瓜含有丰富的维生素；圣女果可生津止渴。本品对预防痱子有好处。

扁桃体发炎

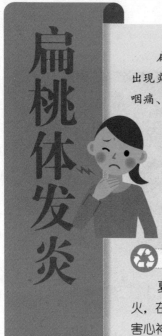

扁桃体发炎指的是扁桃体出现炎症的现象，可以表现为咽痛、发烧或咽部不适等症，严重时还可引起耳、鼻以及心、肾、关节等多种并发症。其致病菌以溶血性链球菌为主，其他一些病毒如葡萄球菌等也可引起发炎。

♻ 季节原因

夏天的火邪气易导致心火，在侵犯到心包后会直接伤害心神，而心包开窍于咽喉，当火邪积聚过多，就会影响扁桃体的正常功能，引发炎症。

☢ 自我预防

①补充水分：夏季天气炎热，大量饮水可泄热火，利于排出体内的毒素。

②多食新鲜蔬果：可补充多种维生素及矿物质，能促进机体新陈代谢，提高机体免疫力。

③心情愉悦：压力过大时，可通过做运动或者听音乐来舒缓心情，避免因过度烦躁引起燥热虚火。

④睡眠充足：注意休息，保证足够的睡眠，可有效缓解压力，避免引起机体免疫紊乱。

⊕ 金橘枇杷雪梨汤

● 原料：雪梨75克，枇杷80克，金橘60克

● 做法：

① 将金橘洗净，切成小瓣；雪梨洗净后去皮、核，切块；枇杷洗净后去核，切块。

② 砂锅中注入适量清水烧开，倒入雪梨、枇杷、金橘，搅匀。

③ 盖上盖，用大火烧开后转小火煮约15分钟。

④ 揭盖，搅拌均匀，关火后盛出煮好的雪梨汤，装入碗中即可。

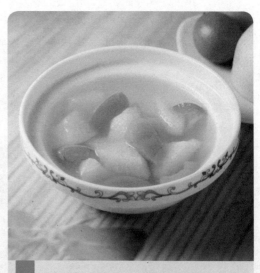

功效 枇杷有润肺止咳的功效。雪梨可清热解毒，有助于各器官排毒净化。本品能有效预防扁桃体发炎。

冰糖雪梨柿子汤

●原料：雪梨200克，柿饼100克

●调料：冰糖30克

●做法：

①将柿饼切小块；雪梨洗净去皮、核，切丁。

②砂锅中注入适量清水烧开，放入柿饼块、雪梨丁拌匀，煲煮约20分钟，至材料熟软。

③加入冰糖调味，续煮至糖分完全溶化。

④关火后盛出煮好的冰糖雪梨，装入汤碗即可。

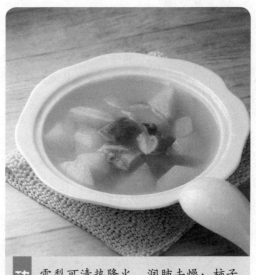

功效 雪梨可清热降火、润肺去燥；柿子有消炎、消肿的功效。本品能提高机体免疫，有效缓解扁桃体发炎。

莲子核桃桂圆粥

●原料：水发糙米160克，莲子50克，桂圆肉30克，核桃仁25克

●做法：

①将莲子、桂圆肉、核桃仁、糙米分别洗净。

②砂锅中注入适量清水烧开，放入莲子、桂圆肉、核桃仁、糙米，搅拌均匀。

③盖上盖，用小火煮约30分钟至食材熟透。揭开盖，搅拌均匀，略煮片刻。

④关火后盛出煮好的粥，装入碗中即可。

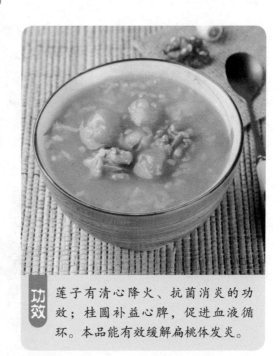

功效 莲子有清心降火、抗菌消炎的功效；桂圆补益心脾，促进血液循环。本品能有效缓解扁桃体发炎。

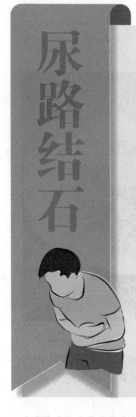

尿路结石

尿路结石在肾和膀胱内形成。主要表现为腰腹绞痛、血尿,可伴有尿频、尿急、尿痛等泌尿系统梗阻和感染的症状。中医认为,结石是由于"外感六淫、内伤七情、饮食不节"及虫积等导致的肝、胆、肾气郁结,气滞血瘀和胆腑不通,从而形成结石。

♻ 季节原因

夏季由于气温较高,身体的水分被大量蒸发,再加上饮水较少,使尿量减少,尿液中晶体浓度增加,长此以往易形成尿路结石。

☢ 自我预防

①注意正确饮水:饮用的水最好是经过净化和煮沸的,也可以经常用金钱草泡开水喝,具有预防尿路感染、清热利湿的作用。

②多食用新鲜的蔬果和肉类:多吃蔬菜和水果能够使人体尿液转为碱性,对防止尿酸和胱氨酸结石较好,而多吃肉类食物能使尿呈酸性,对防止感染结石有一定益处。

③ "一多三少":多饮水,少吃动物内脏,少吃过咸、过甜的食物。

⊕ 木瓜银耳猪骨汤

● 原料:木瓜100克,银耳10克,猪骨150克

● 调料:盐3克,香油4克

● 做法:

①将木瓜去皮,洗净,切块;银耳洗净,泡发撕片;猪骨洗净,斩块。

②热锅入水烧开,下入猪骨,汆去血水,捞出洗净。

③将猪骨、木瓜放入瓦煲,注入水,大火烧开后下入银耳,改用小火炖煮2小时,加入适量的盐、香油调味即可。

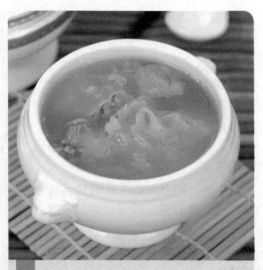

功效 | 猪骨具有补充营养、增强体质的功效。本品有滋润补养、增强免疫力的作用,对预防尿路结石有益处。

胡萝卜炒菠菜

● 原料：菠菜180克，胡萝卜90克，蒜末少许

● 调料：盐3克，鸡粉2克，食用油少许

● 做法：

① 将胡萝卜洗净去皮切片，再切成细丝；菠菜洗净，切去根部，再切成段。

② 锅中注入适量清水烧开，放入胡萝卜丝，撒上少许盐，搅匀，煮约半分钟，至食材断生后捞出。

③ 锅中注油烧热，放入蒜末，爆香，倒入菠菜，快速翻炒至其变软，放入胡萝卜丝，翻炒片刻，加入盐、鸡粉，炒匀调味即可。

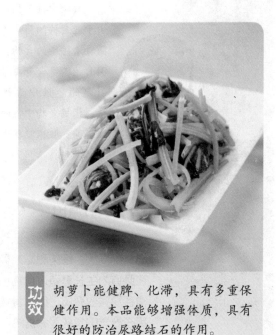

功效 胡萝卜能健脾、化滞，具有多重保健作用。本品能够增强体质，具有很好的防治尿路结石的作用。

椰汁草菇扒苋菜

● 原料：苋菜200克，草菇150克，椰汁90毫升，姜末、蒜末各少许

● 调料：盐3克，鸡粉2克，水淀粉、香油、食用油各适量

● 做法：

① 将苋菜洗净切段；草菇洗净切块。

② 锅中注水烧开，放入食用油、盐、苋菜、草菇，煮约1分钟，捞出。

③ 锅中注油烧热，放入姜末、蒜末，爆香，倒入草菇翻炒，加清水、盐、鸡粉、椰汁炒匀，用水淀粉勾芡，淋入适量香油，炒匀。

④ 将苋菜放在盘底，把炒好的菜肴盛放在苋菜上即可。

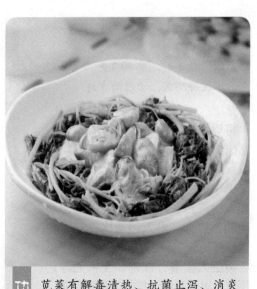

功效 苋菜有解毒清热、抗菌止泻、消炎消肿、通利小便之效。本品能清热利尿，适合尿路结石患者食用。

食物中毒

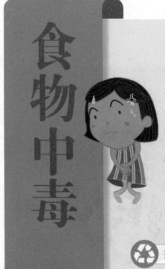

食物中毒是指人们由于进食被细菌或者细菌毒素污染的食物，或因食物本身含有毒素而引起的急性中毒性疾病，根据食物中毒的病因不同，临床症状也就有所不同。

♻ 季节原因

夏季天气热，由于气温高、湿度大，细菌和霉菌极易在肠道内生长繁殖，食物也非常容易腐败变质，因此食物中毒在夏季的发病率会提高。

☢ 自我预防

①夏季饮食尽量清淡：可以多喝米汤、豆浆、牛奶，适量食用面条、鸡蛋羹等，增强体质。

②多食用新鲜蔬果：可以多吃富含维生素的新鲜蔬菜和水果，也可榨取水果汁饮用。

③烹饪用具保持清洁干净：家庭中烹食用的器皿、刀具、抹布等需要保持清洁，加工、盛放生食与熟食的器皿应分开使用。

⊕ 胡萝卜蛋花羹

●原料：鸡蛋1个，胡萝卜100克，葱花少许

●调料：盐2克，鸡粉3克，香油2克，水淀粉20克，食用油少许

●做法：

①将鸡蛋打入碗中，打散、调匀，制成蛋液；胡萝卜洗净去皮，切成粒，备用；

②锅中注水烧开，倒入胡萝卜粒，加入少许盐、鸡粉，再淋入适量食用油，煮沸，淋入适量水淀粉，快速搅拌匀。

③再倒入蛋液，搅匀，至液面浮起蛋花，淋上香油，拌匀，续煮片刻，撒上葱花即可。

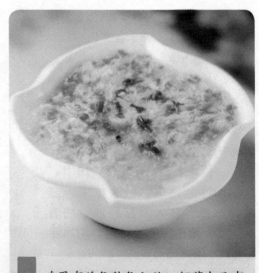

功效 鸡蛋有益气补气之效；胡萝卜具有增强免疫力的作用。本品对于防治食物中毒有一定作用。

⊕ 肉末碎面条

●原料：肉末50克，上海青、胡萝卜各适量，水发面条120克，葱花少许

●调料：盐2克，食用油适量

●做法：

① 将胡萝卜去皮洗净，切粒，备用；上海青洗净，切粗丝，再切粒；面条切成小段。

② 锅中注油烧热，倒入备好的肉末，翻炒几下，再下入胡萝卜粒，放入上海青翻炒，注入适量清水，加入盐，拌匀调味。

③ 待汤汁沸腾后下入切好的面条，煮熟后撒上葱花即可。

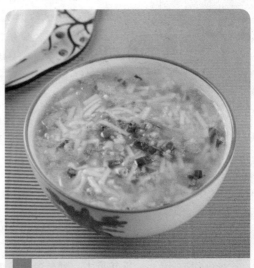

功效 面条和肉末有补充营养之效。本品有提高免疫力和减轻食物中毒症状之效，适合食物中毒者食用。

⊕ 豌豆小米豆浆

●原料：豌豆40克，小米30克，矿泉水适量

●做法：

① 豌豆加水泡至发软，捞出，洗净，沥干水分，备用。

② 小米淘洗干净，用清水浸泡2小时，沥干水分，备用。

③ 将泡好的豌豆和小米放入豆浆机中，添加适量矿泉水搅打成豆浆。

④ 然后入锅煮熟，去渣取豆浆，晾凉后即可饮用。

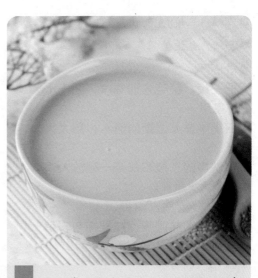

功效 小米有增强免疫力之效；豌豆具有和中益气的功效。本品可增强人体新陈代谢，帮助预防食物中毒。

急性胃肠炎

急性胃肠炎是由于进食含有病原菌及其毒素的食物，或饮食不当，如食用过量的不易消化食物而引起的胃肠道黏膜的急性炎症性改变。中医则认为是由于饮食不节、脾失运化所致。

♻ 季节原因

夏季是急性胃肠炎的多发季节，因为夏季温度高，人体散热量大，肠胃蠕动加快，当受到冷东西刺激时，使身体内菌群失调，易诱发急性胃肠炎。

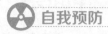 自我预防

①注意饮食卫生：不吃病死的家禽肉；隔餐食物要加热后再食用；生食蔬菜、水果要进行消毒处理，最好多冲洗几遍。

②个人卫生是关键：进食之前要洗手，正确的方式是在手上涂些肥皂，然后仔细冲洗，再自然风干。

③注意饮食的合理调节：如果在夏季出现食欲不振或者肠胃稍有不适，最好能清淡饮食，适当吃些稀粥或高汤，尽量避免辛辣和生冷食物。

🍵 三棱茯苓汤

● 原料：三棱8克，茯苓5克

● 调料：盐适量

● 做法：

①把三棱、茯苓分别洗净，沥干水分，备用。

②在锅中注入适量的清水，用大火烧开。

③将洗净的三棱和茯苓一起放入锅中，用大火煮开。

④再转小火煎煮20分钟。

⑤最后加入盐调味，搅拌均匀，稍煮片刻即可。

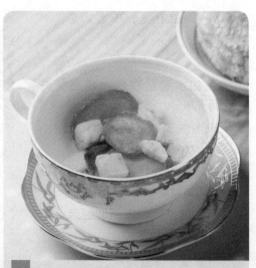

功效 茯苓具有健脾补中、宁心安神的功效。本品具有健养脾胃的功效，适合急性胃肠炎患者食用。

荷叶莲子枸杞粥

●原料：水发大米150克，水发莲子90克，枸杞12克，干荷叶10克

●调料：冰糖40克

●做法：

①将干荷叶洗净，沥干水分；水发大米洗净，沥干水分，备用；枸杞和莲子分别洗净，莲子用冷水浸泡，备用。

②砂锅中注水烧开，放入干荷叶煮约10分钟，捞出，再倒入洗净的大米、莲子、枸杞，搅拌均匀。

③中火煮约30分钟，至米粒熟软，加入冰糖煮至溶化即可。

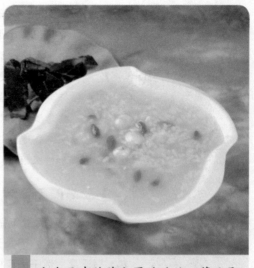

功效 大米具有健脾和胃的功效；莲子是滋补之品，对脾胃有益。本品具有健养脾胃和增强免疫力的作用。

焦米党参护胃茶

●原料：大米50克，党参25克

●做法：

①将大米洗净，沥干水分，入锅中炒至焦黄，备用。

②将党参用清水洗净，捞出，沥干水分，备用。

③往锅中注入适量清水，加入党参、焦米，用大火煮沸。

④转小火后煎煮20分钟，把药茶倒入杯中即可饮用。

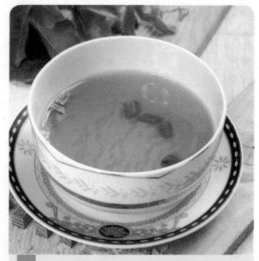

功效 经炒制的大米含有少量细小碳粒，可吸收过多的胃酸及毒素，本品可有效缓解急性胃肠炎引起的不适。

细菌性痢疾

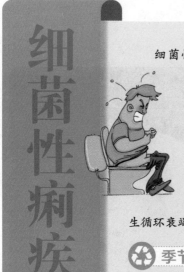

细菌性痢疾，是痢疾杆菌引起的肠道传染病，临床上以发热、腹痛、腹泻、黏液脓血便为特征。中毒型菌痢起病急骤、高热、惊厥、昏迷，迅速发生循环衰竭和呼吸衰竭。

♻ 季节原因

细菌性痢疾常年散发，以夏季最为常见，因为天气炎热，气温高，适于痢疾杆菌生长繁殖。此外，过度疲劳、暴饮暴食也是发病原因之一。

☢ 自我预防

①养成良好的卫生习惯：饭前便后勤洗手，不要随地大小便。

②注意饮食卫生：饮用煮沸的水，剩饭剩菜要加热以后才能食用，吃熟食不吃凉拌菜，生食和熟食要分开。

③多食用有增强体质作用的食物：经常食用五谷杂粮和蔬果类食物，补充机体所需营养，增强体质。

④适当的运动：平时要加强锻炼，注意防寒保暖，增强自身的抗病能力。

⊕ 山药小米粥

● 原料：水发小米120克，山药95克

● 调料：盐2克

● 做法：

①将山药去皮洗净，切条，再改切成丁，备用。

②将小米洗净，备用。

③将砂锅置于火上，再往锅中注入适量清水，用大火烧开。

④倒入洗好的小米，放入山药丁，搅拌均匀，煮至食材熟透。

⑤揭开盖，放入盐调味，搅拌均匀即可。

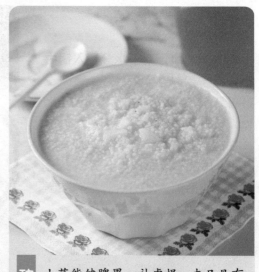

功效 山药能健脾胃、补虚损。本品具有益肾和胃的功效，能够帮助细菌性痢疾患者补充营养，增强体质。

莲子糯米羹

●原料：糯米100克，红枣10颗，莲子50克

●原料：冰糖适量

●做法：

①莲子洗净，去莲心，浸泡片刻，备用。

②糯米淘洗净，浸泡后沥干水分，然后加6杯水以大火煮开，转小火慢煮20分钟。

③红枣洗净，与莲子一起加入已煮开的糯米中，续煮20分钟。

④煮至莲子熟软，加入冰糖，煮至溶化即可。

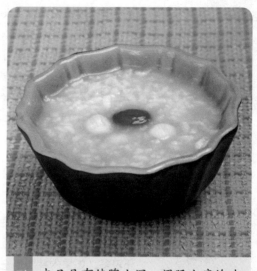

功效 本品具有健脾止泻、涩肠止痢的功效，适合细菌性痢疾、腹泻恢复期的患者适量食用。

大蒜金银花茶

●原料：金银花30克，甘草3克，大蒜20克

●调料：白糖适量

●做法：

①将大蒜去皮，再用清水洗净，捞出，捣烂。

②将金银花、甘草洗净，与捣烂的大蒜一起放入锅中，加600毫升水，用大火煮沸后关火。

③最后调入白糖，搅拌均匀即可服用。

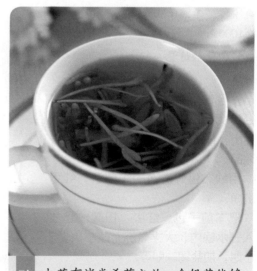

功效 大蒜有消炎杀菌之效；金银花能够清热解毒。本品具有止泻止痢的功效，可辅助治疗细菌性痢疾。

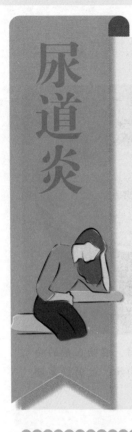

尿道炎

尿道炎是一种常见疾病，夏季女性容易发病，主要临床症状为尿频、排尿灼痛以及血尿。急性期的男性患者可有尿道分泌物；女性则一般少有分泌物。患有尿道炎的患者可以通过口服抗生素的方法治疗病症。

♻ 季节原因

女性的尿道较短，细菌容易侵入，夏季气温升高，出汗较多，如果内裤质地选择不当，会使外阴局部长时间潮湿，引起尿道炎。

☢ 自我预防

①补充水分：夏季天气炎热，女性在大量出汗以后要补充足量的水分，避免因为饮水不足而造成尿量少而浓，以至于不能及时把细菌等有害物质排出体外。

②注意个人卫生：夏天要勤洗内裤，洗好的内裤最好能够在阳光下暴晒。

③食用有祛湿利尿作用的食物：可适当食用水果和蔬菜，也可经常食用薏米、冬瓜等具有利尿作用的食物，忌食甜腻和辛辣的食物。

⊕ 车前子田螺汤

● 原料：车前子50克，红枣10个，田螺1000克

● 调料：盐适量

● 做法：

①先用清水浸养田螺1～2天，期间要经常换水，以漂去污泥，最后将田螺捞出，仔细清洗干净，再用钳子钳去尾部。

②用纱布包好洗净的车前子；红枣洗净。

③把车前子包、红枣、田螺一起放入开水锅内，大火煮沸，改小火煲2小时，加盐调味即可。

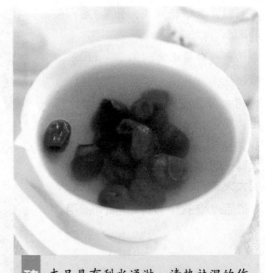

功效 本品具有利水通淋、清热祛湿的作用，可用于尿道炎的排尿灼痛、涩痛不畅等症，有辅助治疗的作用。

🍵 鸡蛋马齿苋汤

● 原料：马齿苋250克，鸡蛋2个

● 调料：盐适量

● 做法：

① 将马齿苋用清水洗净，沥干水分，备用。

② 把鸡蛋放入锅中，加水煮熟，然后去壳，备用。

③ 将洗净的马齿苋、剥壳的鸡蛋一起入锅，同煮5分钟。

④ 然后往锅中加入盐调味，搅拌均匀，稍煮一会儿，即可出锅。

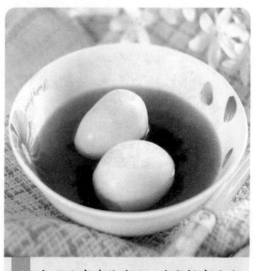

功效 本品具有清热凉血、消炎解毒的功效，适合女性尿道炎患者食用，还可以改善阴下瘙痒、带下异常等病症。

🍵 苦瓜绿豆汤

● 原料：水发绿豆200克，苦瓜100克

● 调料：冰糖40克

● 做法：

① 将苦瓜洗净，切小块；绿豆洗净，浸泡，备用。

② 锅中注入适量清水，加入洗净的绿豆，煮至绿豆熟软，放入苦瓜，搅拌均匀。

③ 加入适量冰糖，略微搅拌几下，至其溶化即可。

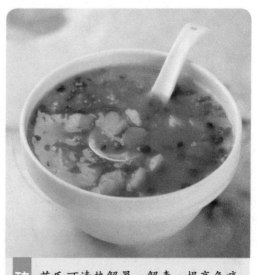

功效 苦瓜可清热解暑、解毒、提高免疫力；绿豆可清热解毒。本品有祛湿利尿之效，有利于缓解尿道炎。

⊕ 银耳炖白花蛇舌草

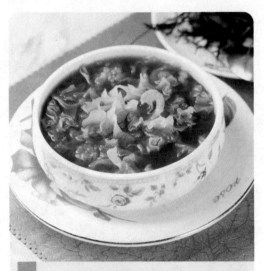

●原料：干银耳25克，地榆20克，白花蛇舌草30克，阿胶12克

●调料：白糖适量

●做法：

①银耳用温水泡软后洗净，加适量水，隔水蒸熟；阿胶提前溶化。

②将阿胶、地榆、白花蛇舌草煎煮后取汁液。

③将药汁与银耳混合后，再加适量白糖，拌匀即可。

功效 银耳富含天然特性胶质，有滋阴作用，长期食用可养阴清热。本品能够缓解女性尿道炎的症状。

⊕ 茯苓枸杞茶

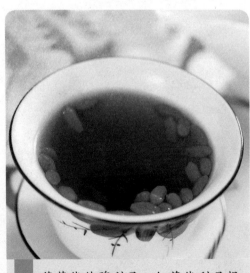

●原料：茯苓100克，枸杞50克，红茶100克

●做法：

①将枸杞洗净，备用。

②将茯苓洗净，沥干水分，备用。

③将洗净的枸杞、茯苓一起放入锅内，加入适量清水，用大火煮沸。

④加入红茶，大火煎煮约10分钟。

⑤将药茶过滤即可饮用。

功效 茯苓能健脾利尿；红茶能利尿提神。本品是治疗小便不利的理想茶饮，对尿道炎有一定的治疗作用。

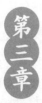

第三章

秋季常见疾病食养方

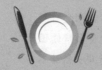

　　黄金秋季，秋高气爽，天气渐渐由热转凉，人们抵抗力下降，如果没能及时应对这种变化，往往会发生一些秋季常见的病症。本章根据《黄帝内经》这本书，详细地介绍了一些秋季常见的疾病以及疾病发生的原因和预防方法。并根据这些疾病自身的实际特点，精心挑选出一些食养方，以应对这个季节发生的疾病。

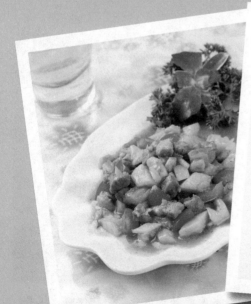

《黄帝内经》

"秋三月，此谓容平。

天气以急，地气以明。"

"逆秋气，则太阴不收，肺气焦满。"

"西风生于秋，病在肺，俞在肩背。"

"秋气者，病在肩背。"

"秋善病风疟。"

秋季抑郁症

秋季抑郁症是一种季节性心理疾病。患者长期受自卑忧郁、悲观厌世等负面情绪困扰，表现出情绪不佳、焦虑、厌食、失眠、呆滞等症状，严重时还可出现幻觉、妄想等。

♻ 季节原因

秋季是抑郁症高发季节，由于昼夜温差大，气温由高变低，周围景象愈发萧条，生理、心理上容易产生负面状况又无处排解，就易得抑郁症。

☢ 自我预防

①积极与人交流：心情不好时可以多找朋友聊天，分散注意力，舒缓下心情，也能借助交流的方式来促进与朋友的友谊，加强自己的人际关系。

②规范作息：对抑郁症患者来说，睡眠是非常重要的，保证充足的睡眠能增强体质，还有助于缓解情绪低落带来的负面效果。

③适当运动：可适当到户外走走，做些体育锻炼，在调节大脑和全身机能的同时，也能调节情绪。

⚕ 木瓜银耳薏米汤

●原料：木瓜300克，水发银耳90克，水发薏米80克，枸杞15克

●调料：冰糖30克

●做法：

①将木瓜洗净去皮、籽，切成片，备用；将银耳用清水泡发，洗净，切小块。

②砂锅中注入适量清水烧开，放入切好的木瓜，加入洗好的薏米，用大火烧开后转小火炖30分钟，至薏米熟软。

③倒入银耳，放入冰糖，搅拌均匀，大火煮5分钟至冰糖溶化，放入洗净的枸杞，搅匀，略煮片刻即可。

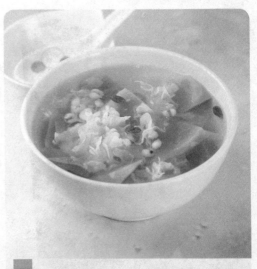

功效 木瓜能补充水分、润肺健脾；银耳能滋阴润肺、养心润燥。本品能有效减轻秋季抑郁症的不适症状。

胡萝卜红枣枸杞鸡汤

● 原料：鸡腿100克，胡萝卜90克，红枣20克，枸杞10克，姜片少许

● 调料：盐2克，鸡粉2克，料酒15毫升

● 做法：

① 将红枣、枸杞洗净；胡萝卜洗净切丁；鸡腿洗净，斩块，加料酒氽煮，捞出沥干。

② 砂锅注水烧开，放入胡萝卜丁、枸杞、红枣、鸡块、姜片、料酒，大火烧开后转小火炖30分钟，至鸡肉熟软。加入少许盐、鸡粉搅匀调味，续煮至汤汁入味。

③ 关火后盛出炖好的汤料，装入汤碗中即可。

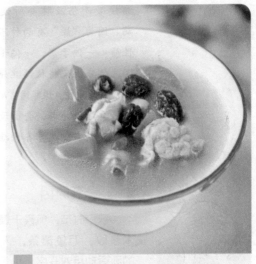

功效 红枣可补血益气；胡萝卜能明目、降压。本品能养心除烦、益气补虚，可缓解秋季抑郁症。

红油莴笋丝

● 原料：莴笋230克，蒜末少许

● 调料：盐1克，鸡粉2克，辣椒油7毫升，食用油适量

● 做法：

① 将莴笋洗净去皮，切薄片，再改切细丝。

② 锅中注油烧热，倒入蒜末爆香，放入莴笋丝，炒至断生。

③ 加入适量盐、鸡粉，淋入辣椒油，翻炒至食材入味。

④ 关火后盛出炒好的食材即可。

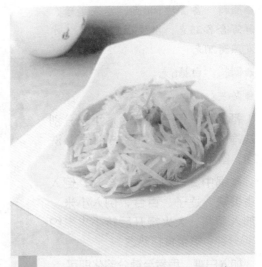

功效 莴笋可促消化、排毒；柠檬能养心润燥。本品具有排毒、养心的作用，适合秋季抑郁症患者饮用。

秋燥症

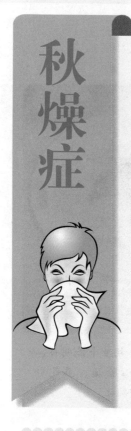

秋燥症是人在秋天受燥邪侵袭而伤及肺部所致的疾病。因为"燥"有两种不同的性质：一偏于寒，一偏于热，因此临床上又将秋燥症分为凉燥、温燥两种。燥邪通常从口鼻侵入再进入肺部，会出现鼻干咽燥、咳嗽少痰等各种症状。

♻ 季节原因

秋令时节，气候干燥，草木衰败，万象萧条，人体内的肺活动相对旺盛，火气逐渐变大，一旦无法得到很好的疏散，久而久之容易得秋燥症。

☢ 自我预防

①调节饮食：平时可多喝水、喝茶，少喝冷饮，多吃有滋阴清补作用的食物，尽量少吃辛辣燥热之物。

②积极参加活动：秋天容易产生悲伤情绪，尤其是老年人，更易感时伤事。要积极参加群体活动，多与人交流，做一些可使身心愉悦的事，不要总是一个人待着，加剧失落感。

③注意养肺：早晨多散步，呼吸新鲜空气，多做呼吸操，能调养肺气，保持肺气清肃。

⊕ 莲子燕窝番薯粥

●原料：番薯块100克，水发莲子、鲜百合各35克，水发小米120克，水发燕窝20克

●调料：白糖6克

●做法：

①番薯块、莲子、百合、小米分别洗净；燕窝浸泡，拣去杂质，洗净，备用。

②砂锅中注入适量清水烧开，倒入番薯块、莲子、百合，倒入小米，加入燕窝，大火烧开后转小火煮约30分钟，煮至食材熟透。

③加入白糖，稍煮至糖分溶化即可。

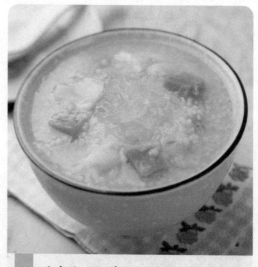

功效 燕窝能滋阴养颜、保健；莲子有清心安神之效。本品具有良好的调节作用，适合秋燥症患者食用。

⊕ 山楂陈皮茶

● 原料：鲜山楂50克，陈皮10克

● 调料：冰糖适量

● 做法：

① 将鲜山楂洗净后去除头、尾，再切开，去除果核，把果肉切成小丁块，备用。

② 砂锅中注入适量清水烧开，撒上洗净的陈皮，倒入切好的鲜山楂，盖上盖，大火煮沸后用小火煮约15分钟，至食材析出有效成分。

③ 揭盖，加入冰糖，搅匀后稍煮，关火后盛出煮好的山楂陈皮茶，装入茶杯中即可。

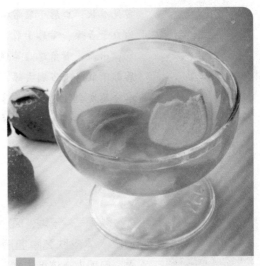

功效 陈皮能理气止咳；山楂能活血化瘀、强心镇静。本品对减轻秋燥症具有一定的作用。

⊕ 西瓜柳橙汁

● 原料：西瓜200克，柳橙1个

● 做法：

① 将西瓜去皮、籽，用清水洗净，捞出，沥干水分，再切成块，备用。

② 将柳橙用水洗净，去皮、核，榨成汁，备用。

③ 将准备好的西瓜块放入果汁机中，将柳橙汁倒入放有西瓜块的果汁机中，按下按钮，搅打均匀，将果汁倒入杯中饮用即可。

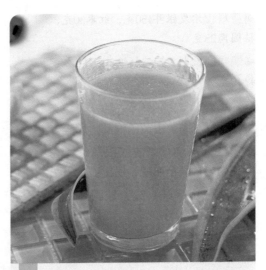

功效 西瓜能清热解毒、降火；柳橙能补水、排毒。本品能滋阴润燥，缓解秋燥症患者的不良症状。

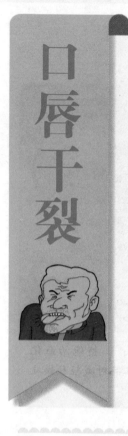

口唇干裂

口唇干裂是秋冬季节的常见症状，口唇干裂常常表现为口干舌燥、嘴唇干裂、嘴角裂口出血、嘴角疼痛等现象。唇部干裂时千万别去舔，唇部水分蒸发会带走嘴唇更多的水分，使嘴唇陷入"干—舔—更干—再舔"的恶性循环。

♻ 季节原因

秋季气候干燥、风沙大，造成人体皮肤黏膜血液循环差，再加上人体维生素B_2、维生素A摄入量不足，嘴唇就会干燥开裂，处于缺水的状态。

☢ 自我预防

①补充水分：多饮水可补充体内缺少的水分，促进身体陈新代谢，减少口唇干燥。

②补充维生素：多吃富含维生素的蔬菜和水果，如樱桃、荔枝、青蒜、油菜等，对嘴唇干裂有很好的缓解、预防作用。

③忌撕唇皮：嘴唇干裂时，不要用手撕掉干燥的唇皮。

④涂润唇膏：嘴唇干燥、开裂时，涂上保湿补水的润唇膏可防止干裂加剧。

➕ 桂圆红枣银耳羹

●原料：水发银耳150克，红枣30克，桂圆肉25克

●调料：食粉3克，白糖20克，水淀粉10克

●做法：

①将银耳洗净，去黄色根部，切碎。

②锅注入水烧开，放入银耳、食粉拌煮均匀，煮至熟软，捞出。

③砂锅注水烧开，放入桂圆肉、红枣、银耳煮30分钟。

④倒入少许水淀粉、白糖，拌匀调味，大火煮至汤汁浓稠。

⑤关火后盛出煮好的食材，装入碗中即可。

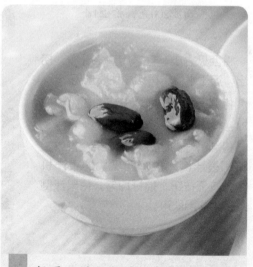

功效 银耳可滋阴润燥。本品可滋补生津、润肺养脾、养阴润燥，可防止口唇干裂。

青蒜煮萝卜

●原料：青蒜80克，白萝卜200克

●调料：盐、鸡粉各2克，食用油适量

●做法：

①将白萝卜洗净去皮，切片，改切成丝；青蒜洗净后切成段。

②锅中注油烧热，倒入白萝卜翻炒匀，再放入青蒜段，拌炒匀。

③倒入适量的清水，拌匀，煮约2分钟至熟。

④再往锅中加入盐、鸡粉，拌匀调味。

⑤最后将煮好的汤料盛出，装入碗中即可。

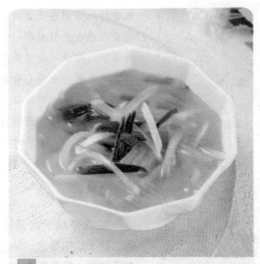

功效 白萝卜可下气消食、除痰润肺；青蒜有杀菌、抑菌作用。本品能清热解毒，缓解口唇干燥。

樱桃果冻

●原料：樱桃50克，水发琼脂500克

●调料：甜菊糖6克

●做法：

①将樱桃对半切开，切碎，备用。

②砂锅注入适量清水，用大火烧开，放入甜菊糖、琼脂拌匀，煮至溶化，再放入樱桃略煮。

③将樱桃琼脂汁煮好，盛出后装入碗中。

④再放入冰箱内冷冻2小时，至其完全凝固。

⑤将制成的樱桃果冻取出，装入盘中即可。

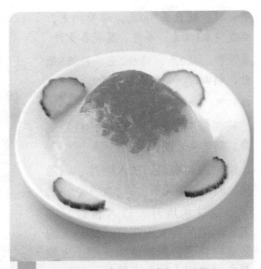

功效 樱桃可调中益脾、调气活血；琼脂可行气纳气。本品能清肺润燥，滋阴降火，可预防口唇干裂。

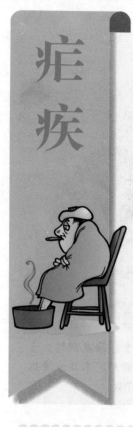

疟疾

疟疾是指经过蚊虫叮咬，或者输入带疟原虫者的血液而感染疟原虫所引起的一种虫媒传染病。疟疾一般可周期性发作，病发时会出现全身发冷、发热、多汗等多种症状，经过长期多次发作后，还有可能引发贫血、脾肿大等多种症状。

♻ 季节原因

疟疾是秋天常见的传染病。秋季蚊虫肆虐，外出时如果不注意，极易感染上疟疾。病原在体内潜伏着，若体内寒气过多，也会加重疟疾症状。

☢ 自我预防

①防止蚊虫叮咬：白天出门可在身上涂抹些驱蚊油或驱蚊剂，以避免蚊叮。

②补充维生素B₁：平时多吃一些富含维生素B₁的食物，既能强身健体，又有助于防止蚊虫叮咬。

③注意个人卫生：秋天多洗澡，睡觉时还可挂上蚊帐，这样既可以防蚊，也可以保证睡眠。

④用药物预防：常用乙胺嘧啶等药物来预防疟疾，一般一周一次即可达到预防效果，但需经常服用。

⊕ 海带黄豆鱼头汤

●原料：鲢鱼头200克，海带70克，水发黄豆100克，姜片、葱花各少许

●调料：盐2克，鸡粉2克，料酒5毫升，胡椒粉、食用油各适量

●做法：

①将海带洗净，切成小块；黄豆洗净；鲢鱼头处理干净。

②锅中注油烧热，放入姜片、鲢鱼头，煎至两面焦黄，盛入盘中。

③砂锅注水烧开，放入黄豆、海带、料酒后用大火烧开，转小火炖至食材熟透。放入鱼头，用小火煮至食材熟烂。加入适量盐、鸡粉、胡椒粉，搅匀调味。将鱼头汤盛出装碗，撒上葱花即可。

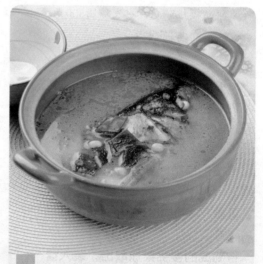

功效 海带能提高人体免疫力，促进细胞免疫。黄豆含丰富维生素B₁，能防止蚊虫叮咬。本品对预防疟疾有良好效果。

蒸苹果

● 原料：苹果1个

● 调料：白糖2克

● 做法：

① 将苹果洗净后对半切开，削去外皮，切成小瓣，去核，再把苹果改切成丁，装入碗中。

② 将装有苹果的碗拌入白糖，搅拌均匀。

③ 然后，再将苹果放入到烧开的蒸锅中，盖上盖子，用中火蒸煮约10分钟。

④ 揭盖，将蒸好的苹果取出，冷却后即可食用。

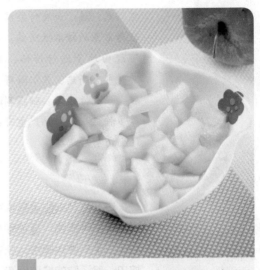

功效 苹果能生津止渴、养生益气，富含果酸，可促进机体新陈代谢。本品能有效防治疟疾。

酸奶水果沙拉

● 原料：哈密瓜120克，雪梨100克，苹果90克，圣女果40克

● 调料：酸奶20毫升

● 做法：

① 将哈密瓜洗净，去皮、瓤，切丁；苹果洗净，去核，切丁；雪梨洗净，去皮、核，切丁；圣女果洗净，切小块。

② 取一个干净的大碗，倒入切好的材料，加适量酸奶拌匀。

③ 取一个干净的盘子，盛入拌好的食材，摆好盘即可。

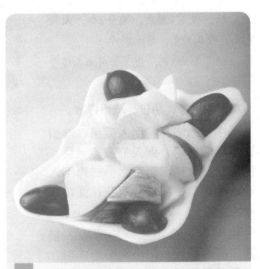

功效 酸奶可刺激免疫系统，调动机体积极性，补充人体所需营养；香瓜能驱虫。本品可预防疟疾的发生。

乙脑

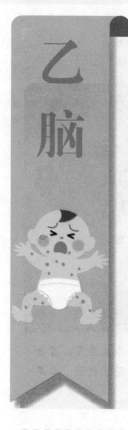

乙脑的全称是流行性乙型脑炎，属于血液传染病，是较为常见的传染性疾病。乙脑可经由蚊子进行传播，在发病时可有高热、意识障碍、惊厥、强直性痉挛、脑膜刺激征等多种症状，起病严重时往往还会留有后遗症。

♻ 季节原因

流行性乙型脑炎是秋季常见的传染性疾病。夏秋季节交替时，天气骤热骤冷，易滋生蚊虫，给乙脑的扩散创造了条件，使得疾病范围扩大，很容易得病。

☢ 自我预防

①接种疫苗：为预防乙脑，应及时注射乙脑疫苗，以提高易感者的免疫力，这是预防乙脑最重要的措施之一。

②注意防蚊、驱蚊：蚊子可携带病菌，因此一定要做好防蚊措施。应及时清理生活垃圾，疏通下水管道，喷洒消毒药水，可降低蚊虫密度，预防乙脑。

③增强抗病能力：平时要多锻炼身体，塑造一个健康的体魄，从而提高抗病能力。

⊕ 菠菜月牙饼

● 原料：菠菜120克，鸡蛋2个，面粉90克，虾皮30克，葱花少许

● 调料：香油3克，盐、食用油各适量

● 做法：

① 将菠菜择净，切粒；鸡蛋打散。

② 锅中加水烧开，倒入菠菜，淋少许食用油拌匀，倒入虾皮煮沸后，捞出全部食材，沥干水分，再倒入蛋液中拌匀，加盐、葱花、面粉、香油拌匀。

③ 锅中倒入食用油烧热，放入蛋液，摊成饼状，用小火煎至成形，并且煎至两面金黄色后出锅，切成扇形，装盘即可。

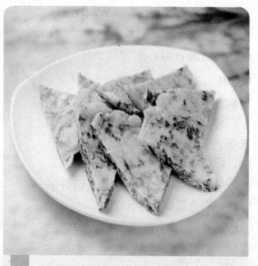

功效 菠菜能滋阴润燥，泄火下气；豆腐可增强体质。本品有生津润燥、清热解毒的功效，可用于防治乙脑。

紫甘蓝芹菜汁

● 原料：紫甘蓝100克，芹菜80克

● 调料：盐2克，矿泉水适量

● 做法：

① 将芹菜洗净，切成段；紫甘蓝洗净，切成条，再切小块。

② 取榨汁机，选择搅拌刀座组合，倒入切好的紫甘蓝、芹菜。

③ 加入适量矿泉水、盐，盖上盖，选择"榨汁"功能，榨取蔬菜汁。

④ 将榨好的蔬菜汁倒入杯中即可。

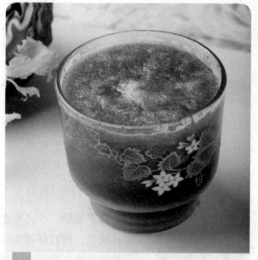

功效 紫甘蓝富含维生素C、维生素E，能保护机体。芹菜可强身健体。本品能有效预防乙脑。

山楂红豆豆浆

● 原料：红豆50克，山楂20克

● 调料：蜂蜜、矿泉水各适量

● 做法：

① 红豆用清水浸泡软；山楂洗净。

② 将泡好的红豆、山楂放入榨汁机，加适量矿泉水，接通电源，按"五谷豆浆"键，选择"开始"键，开始打浆。待豆浆机运转约15分钟，即可豆浆。

③ 断电后取下机头，把煮好的豆浆倒入滤网，滤取豆浆。

④ 加入适量蜂蜜，搅拌片刻即可。

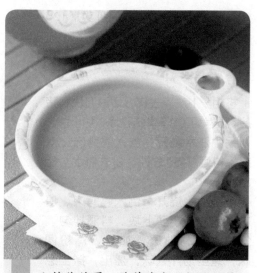

功效 山楂能健胃、杀菌消炎；红豆可补血安神、提高免疫力。本品能强身健体，预防乙脑的发生。

小儿急性肾炎

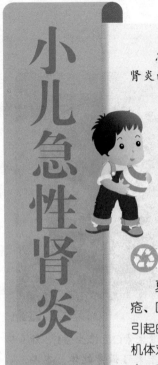

急性肾炎是急性肾小球肾炎的简称，它是以急性肾炎综合征为主要临床表现的一组疾病。急性肾炎一般起病较急，以血尿、蛋白尿、水肿、高血压、肾小球滤过率下降为主要特点。急性肾炎多见于儿童，一般男性多于女性。

♻ 季节原因

夏季炎热，小儿易患脓包疮、咽炎、猩红热等由链球菌引起的疾病。然而到了秋季，机体对链球菌毒素发生变态反应，进而引发小儿急性肾炎。

☢ 自我预防

①注意饮食：儿童应多吃营养丰富、易消化、富含维生素的食物，如牛奶、鸡肉、牛肉、西红柿、花椰菜、萝卜等，尽量不吃或者少吃辛辣刺激性食物。

②加强锻炼：为预防急性肾炎，应经常锻炼身体，增强自身体质，增强机体的抵抗力。

③加强个人卫生：注意加强个人卫生，居室要经常打扫干净，减少链球菌感染的机会。

✚ 胡萝卜鹌鹑汤

● 原料：鹌鹑肉200克，胡萝卜120克，猪瘦肉70克，姜片、葱花各少许

● 调料：盐、鸡粉各2克，料酒5毫升

● 做法：

①将胡萝卜洗净去皮，切滚刀块；猪瘦肉洗净切丁；鹌鹑肉洗净，切小块。

②锅中注水烧开，放入鹌鹑肉、瘦肉、料酒汆煮1分钟，汆去血水，捞出沥干。

③砂锅注水烧开，倒入鹌鹑肉、瘦肉、姜片、胡萝卜块、料酒拌匀。煲煮至食材熟透，加盐、鸡粉调味，煮至汤汁入味，盛出，撒上葱花即可。

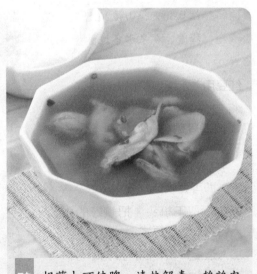

功效 胡萝卜可健脾、清热解毒；鹌鹑肉可补固肝肾。本品有提高身体免疫力、补脾益气、固肝肾的功效。

韭菜炒牛肉

●**原料：** 牛肉200克，韭菜120克，彩椒35克，姜片、蒜末各少许

●**调料：** 盐3克，鸡粉2克，料酒、生抽各5毫升，水淀粉、食用油各适量

●**做法：**

①将韭菜洗净切成段；彩椒洗净，切粗丝；牛肉洗净，切丝，加料酒、盐、生抽、水淀粉、食用油，腌渍约10分钟。

②锅中注油烧热，倒入肉丝炒至变色，放入姜片、蒜末、韭菜、彩椒，炒至食材熟软。加盐、鸡粉、生抽炒匀，至食材入味。

③关火后盛出炒好的菜肴，装入盘中即可。

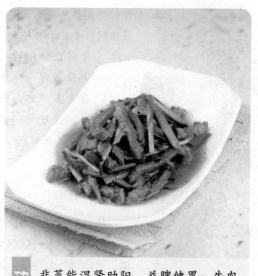

功效 韭菜能温肾助阳，益脾健胃；牛肉可补中益气、滋养脾胃。本品可有效缓解小儿急性肾炎的症状。

草菇蒸鸡肉

●**原料：** 鸡肉块300克，草菇120克，姜片、葱花各少许

●**调料：** 盐3克，鸡粉3克，生粉8克，生抽、料酒各适量，食用油少许

●**做法：**

①将草菇洗净，切成片。

②锅中注水烧开，放入草菇、鸡粉、盐搅匀，煮至其断生后捞出，加鸡肉块、鸡粉、盐、料酒、姜片、生粉、生抽拌匀，腌渍片刻。

③取蒸盘，倒入腌好的食材。放在烧开的蒸锅上，用中火蒸至全部食材熟透，取出，撒上葱花，浇上少许热油即可。

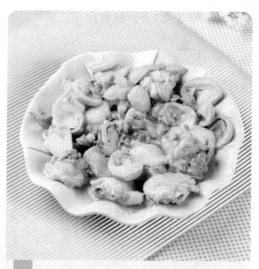

功效 草菇可清热解毒；鸡肉可增强抵抗力。本品可解毒、增强抗病能力，可缓解小儿急性肾炎。

习惯性便秘

习惯性便秘又称功能性便秘，是指长期的、慢性功能性便秘，多发于老年人。长期习惯性便秘的人，因大便滞留而导致体内毒素多，容易面色晦暗，呈现出一种异常的病态面容。

♻ 季节原因

秋季干燥，人体易流失水分，若不补充水分就易引起便秘。且秋季气温降低，身体内的代谢也变得缓慢，体内垃圾堆积过多而导致习惯性便秘。

☢ 自我预防

①补充水分：可多吃水果，水果能吸收和保留水分，促进肠道蠕动，可预防习惯性便秘。

②补充纤维素：平时可多食富含纤维素的食品，如小麦、大豆、香蕉、黄瓜、糙米等。

③晨起空腹喝水：每天晨起空腹喝一杯淡盐水或蜂蜜水，有助加强通便。

④养成良好的排便习惯：最好是每天早餐后定时如厕，要养成良好的排便习惯。

🥄 陈皮绿豆汤

●原料：绿茶包1袋，红糖10克，陈皮5克，绿豆30克

●做法：

①将陈皮洗净，切成小块备用。

②绿豆洗净，再放入清水中浸泡2小时，备用。

③将绿茶与陈皮放入砂锅中，先加800毫升水，大火烧开后转文火再煮5分钟，滤渣取汤。

④在汤内加入泡软的绿豆与少许红糖，续煮10分钟，滤出汤汁即可饮用。

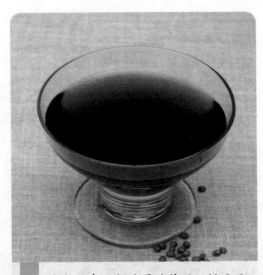

功效 陈皮具有理气健胃的作用；绿豆具有厚肠道的功效。本品能够促进消化，适合便秘患者食用。

麦冬小麦粥

● 原料：水发小麦170克，麦冬20克

● 调料：冰糖20克

● 做法：

① 将水发小麦、麦冬分别洗净，沥干水分，备用。

② 砂锅置于火上，再往锅中注入适量清水，用大火烧开。

③ 放入小麦、麦冬，煮约60分钟，至食材熟透。

④ 加入冰糖，搅拌均匀，用中火续煮片刻，至糖分溶化。

⑤ 关火后盛出煮好的小麦粥，装入汤碗中，待稍微冷却后即可食用。

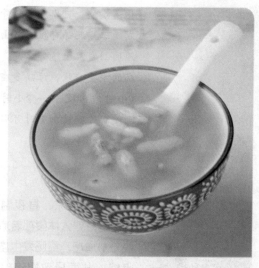

功效 小麦可清热止渴、增加气力、调理脾胃；麦冬可养阴生津。本品具有润肠胃、缓解习惯性便秘的作用。

黄瓜雪梨柠檬汁

● 原料：黄瓜300克，雪梨140克，柠檬汁60毫升

● 调料：蜂蜜15克

● 做法：

① 将黄瓜洗净去皮，切小块；雪梨去核、皮，切小块。

② 取榨汁机，选择搅拌刀座组合，倒入黄瓜、雪梨，盖上盖，选择"榨汁"功能，榨取蔬果汁。揭开盖，倒入适量蜂蜜、柠檬汁，盖上盖，继续搅拌一会儿。

③ 揭开盖，把榨好的蔬果汁倒入杯中即可。

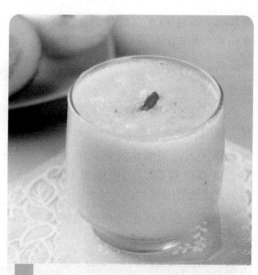

功效 雪梨可生津止渴、清热降火；黄瓜能除湿、利尿。本品具有润肺去燥、增加食欲、利尿通便的作用。

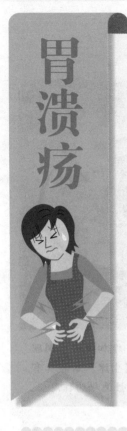

胃溃疡

胃溃疡是一种常见的消化道疾病，可发生于食管、胃或十二指肠等部位，可由多种原因引发。上腹部疼痛是胃溃疡的主要症状，疼痛多在餐后1小时内出现，1～2小时后逐渐缓解，病情加重时可引发出血、穿孔等症状。

♻ 季节原因

秋季天凉，昼夜温差悬殊，易导致人体腹部着凉，胃酸分泌增加，胃肠发生痉挛性收缩，从而导致胃溃疡。另外，秋季暴饮暴食也易引起胃溃疡。

☢ 自我预防

①注意保暖：要注意腹部保暖，及时添加衣服，以防腹部着凉而引发胃肠道旧病复发。

②适当运动：结合自己体质适度进行运动锻炼，提高机体抗病能力。

③保持乐观情绪：经常保持精神愉快、情绪乐观，避免过度紧张、焦虑，以免刺激胃溃疡的复发。

④补充维生素C：多吃含维生素C的蔬菜和水果，可有效保护胃部，增强胃的抗病能力。

⊕ 山楂酸梅汤

●原料：山楂90克，酸梅45克，谷芽10克，麦芽10克

●调料：冰糖30克

●做法：

①将山楂洗净去核，切块；谷芽、麦芽、酸梅洗净。

②砂锅注入适量清水烧开，倒入谷芽、麦芽、酸梅、山楂块煮10分钟，至汤汁变成褐色。

③揭开盖，放入适量冰糖拌匀，煮至冰糖溶化。

④关火后盛出煮好的酸梅汤，装入汤碗中即可。

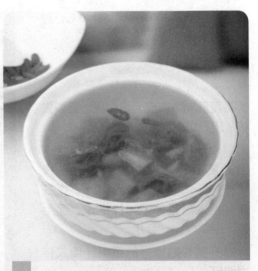

功效 山楂可补充体内维生素C；酸梅可和胃消食。本品有滋润肠胃、改善肠胃功能的作用，可预防胃溃疡。

红枣柏子仁小米粥

● 原料：红枣10颗，小米100克，柏子仁15克

● 原料：白糖少许

● 做法：

① 将红枣、柏子仁洗净；小米洗净。

② 将洗净的红枣、柏子仁分别放进碗内，泡发待用。

③ 将砂锅洗净，置于火上，将红枣、柏子仁放入砂锅内，加清水煮熟后转小火熬煮。

④ 再加入小米共煮成粥，加入白糖，搅拌均匀即可。

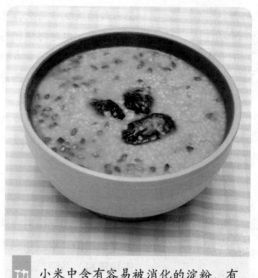

功效 小米中含有容易被消化的淀粉，有益肾和胃、除热的作用，本品具有健脾胃、保护肠胃的作用。

草莓牛奶

● 原料：草莓60克，牛奶120毫升，温开水适量

● 做法：

① 将草莓用清水洗净，去蒂，对半切开，取一片备用，再改切成丁块，备用。

② 取出榨汁机，选择"搅拌刀座"组合，倒入切好的草莓，放入适量牛奶。

③ 注入适量温开水，盖上盖子。选择搅拌功能，榨取汁液。

④ 断电后，将草莓牛奶倒入碗中，放上草莓片装饰即可。

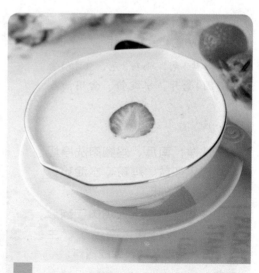

功效 草莓可健脾和胃、消肿；牛奶可治反胃、润大肠。本品有保护胃、减少胃溃疡的发生的作用。

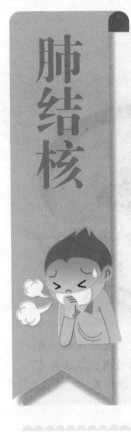

肺结核

结核病是由结核分枝杆菌引起的慢性传染病，可侵及许多脏器，以肺部结核感染最为常见，是一种严重威胁人类健康的疾病。肺结核患者一般会出现消瘦、厌食、疲乏、微热、盗汗、咳嗽、吐痰、咳血、胸痛、呼吸困难及女性月经失调等症状。

♻ 季节原因

秋季，肺结核患者病情易复发、加重。夏去秋来，气候由热转凉，冷空气袭来，昼夜温差变大，雨水较多，阴气加重，易引起肺结核。

☢ 自我预防

①多晒太阳：晒太阳是获得维生素D的重要途径，维生素D有助于预防和治疗呼吸道疾病和其他病毒性疾病，增强人体的免疫力。

②常做户外活动：多做户外活动能增强呼吸和血液循环功能，使患者的肺活量及心脏收缩力增大，有养肺健肺的功效。

③补充营养：平时要多吃富含营养的食物，多吃绿色蔬菜和水果，适当吃些高热量、高蛋白、高维生素的食物。

🍴 南瓜鸡肉红米饭

● 原料：南瓜120克，鸡胸肉100克，水发红米180克，葱花少许

● 调料：盐3克，鸡粉2克，生抽3毫升，料酒4毫升，水淀粉、食用油各适量

● 做法：

① 红米洗净；南瓜、鸡胸肉洗净切丁；鸡肉丁加盐、鸡粉、水淀粉、食用油，腌渍入味。

② 锅中注油烧热，倒入鸡肉丁翻炒至变色，倒入料酒、南瓜丁、生抽、鸡粉、盐炒入味，即成酱料。

③ 取蒸碗，倒入红米、酱料、清水静置片刻，放入蒸锅中，小火蒸约1小时，取出，撒上葱花，冷却后即可食用。

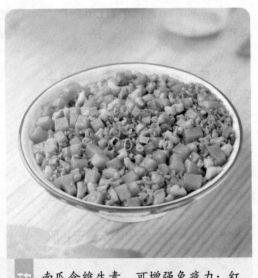

功效 南瓜含维生素，可增强免疫力；红米能增强免疫力。本品可健脾胃，提高抗病能力，防治肺结核。

松子玉米粥

●原料：玉米碎100克，松子10克，红枣20克

●调料：盐2克

●做法：

①将松子、红枣分别洗净。

②锅中注适量清水烧开，放入红枣、玉米碎，搅拌均匀。盖上锅盖，大火烧开后用小火煮30分钟，放入松子续煮至食材熟透。揭开锅盖，放入盐，拌匀调味。

③起锅，将松子玉米粥装入碗中即可。

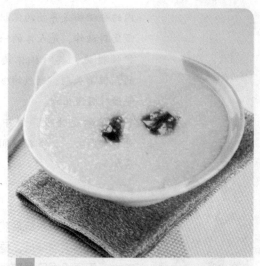

功效 玉米可降血压；大枣可养阴补气、润肺止咳。本品具有润肺止咳、滋阴补气的功效，能预防肺结核。

大碗烧南瓜

●原料：南瓜250克，红枣少许

●调料：盐3克，味精1克，食用油适量

●做法：

①将南瓜用清水洗净，再去皮、瓤，切片，备用。

②将红枣洗净，放入清水中浸泡至发，再捞出。

③热锅下油，放入南瓜滑油，加入适量水和红枣焖煮。

④加入盐和味精调味，焖熟出锅即可。

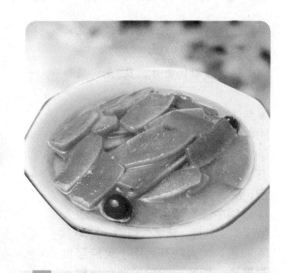

功效 南瓜含有较丰富的维生素A、B族维生素、维生素C。本品可滋养脾胃，提高免疫力，防治肺结核。

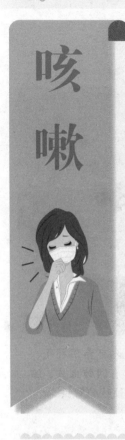

咳嗽

咳嗽是人体清除呼吸道内的分泌物或异物的保护性呼吸反射动作，是人体的一种保护性措施，其对机体是有益的，但是长期、剧烈的咳嗽可导致呼吸道出血。

咳嗽是呼吸系统中最常见的症状之一，多在夜间或凌晨加剧。

♻ 季节原因

秋季是呼吸系统疾病高发季节，气温突然降低，昼夜温差大，天气干燥等导致患咳嗽疾病的人数明显增加。

☢ 自我预防

①防寒保暖：气候转变时，应该及时增减衣物，防止身体过冷或者过热，引发咳嗽。

②空气流通：经常打开窗户，让空气流通，可使人体呼吸顺畅。

③保持好心情：时刻保持愉快美好的心情，可使精神放松、身心舒展、心平气和，减少咳嗽的发作。

④宜吃止咳润肺和维生素丰富的食物：可多食苹果、梨、陈皮、杏仁、罗汉果、猕猴桃、石榴等。

⊕ 罗汉果杏仁猪肺汤

●原料：罗汉果5克，南杏仁30克，姜片35克，猪肺400克

●调料：料酒10毫升，盐2克，鸡粉2克

●做法：

①将处理好的猪肺切成小块，备用。

②锅中注入适量清水，用大火烧开，倒入猪肺搅散，氽去血水，捞出，洗净。

③砂锅中注入适量清水烧开，放入罗汉果、姜片、猪肺、料酒，拌匀。

④加盖，大火烧开后用小火炖至食材熟透。加盐、鸡粉搅拌至食材入味。盛出，装入碗中即可。

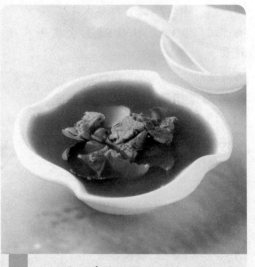

功效 罗汉果可清热润肺、止咳化痰；猪肺有补肺、止咳作用。本品有利咽润喉、润肺止咳的功效。

⊕ 石榴银耳莲子羹

●原料：石榴果肉120克，水发银耳150克，水发莲子80克，枸杞1颗

●调料：白糖5克，水淀粉10克，矿泉水适量

●做法：

①将水发银耳洗净，切块；莲子洗净；石榴果肉加入少许矿泉水，榨成石榴汁；枸杞洗净，焯熟。

②砂锅注入适量清水烧开，放入莲子、银耳，加盖，大火烧开后用小火炖至食材熟软。倒入石榴汁，搅拌匀，煮至沸。加入适量白糖，搅拌匀，煮片刻至白糖溶化。淋入适量水淀粉拌匀调味。关火后盛出煮好的甜汤，装入汤碗中，点缀上枸杞即可。

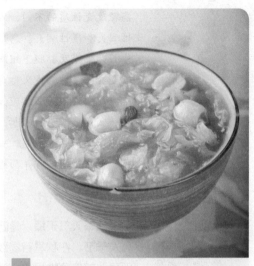

功效 石榴可生津止渴、抗病毒；银耳可滋阴润肠。本品有清热解暑、养阴润燥的功效，可缓解咳嗽。

⊕ 南瓜薏米百合糖水

●原料：南瓜200克，水发薏米100克，鲜百合400克

●调料：冰糖20克

●做法：

①将南瓜洗净去皮，切丁；百合、薏米洗净。

②砂锅注入适量清水烧开，倒入南瓜丁、百合、薏米拌匀。盖上盖，大火烧开后用小火煮至食材熟软。揭开盖，放入冰糖，搅拌均匀。

③盖上盖，用小火煮至冰糖溶化。揭盖，搅匀调味。

④关火后将煮好的糖水盛出，装入汤碗中即可。

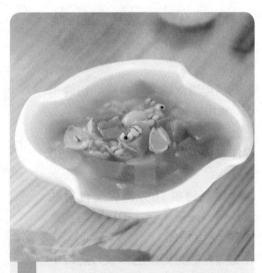

功效 薏米有健脾补肺、清热利湿的功效；冰糖可润肺止咳、清痰去火。本品可和胃润肺、止咳清痰。

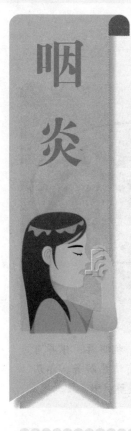

咽炎

咽炎依据病程的长短和病理改变性质的不同，可分急性咽炎和慢性咽炎。急性咽炎为咽部黏膜及黏膜下组织的急性炎症；慢性咽炎又称为慢性单纯性咽炎，是咽黏膜慢性炎症。咽炎一般病程较长，而且容易复发，其症状是：嗓子发痒、干咳微痛、有异物感等。

♻ 季节原因

秋季天气干燥，是咽炎的高发季节。在秋季容易致使咽部薄弱部位急性发作，诱发咽炎；室内空气质量不佳，也是引起咽炎病发的主要原因。

☢ 自我预防

①多吃新鲜蔬果：多吃新鲜蔬菜和水果，可以帮助体内补充足够的水分，减少咽炎的发生。

②宜食清热润肺的食物：平时尽量多吃清热润肺的食物，如火龙果、薏米、山药、白萝卜、银耳、罗汉果、绿豆等，能清肺热，帮助预防因上火而导致咽炎。

③严禁烟酒、辛辣食物：日常生活中严禁烟酒无度，也尽量注意不要过量地食用姜、辣椒、蒜等辛辣食物，避免引起咽炎。

马蹄绿豆汤

● 原料：马蹄100克，去皮绿豆120克
● 调料：冰糖30克
● 做法：

①马蹄用清水洗净，去皮，切成小块，备用。

②砂锅中注入适量清水烧开，倒入绿豆拌匀，用大火烧开后转小火煮30分钟。

③加入马蹄煮15分钟，至食材熟透。倒入适量冰糖，搅拌均匀，煮至冰糖完全溶化。

④将煮好的甜汤盛出，装入汤碗中即可。

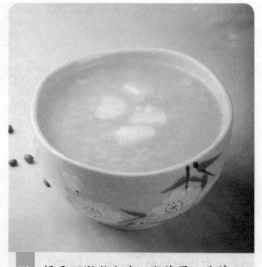

功效 绿豆可润喉止痛、润脾胃；马蹄可清热生津、化湿祛痰。本品有清热解毒、利咽止渴的功效。

芦荟银耳炖雪梨

● 原料：芦荟85克，银耳130克，红薯100克，雪梨110克，枸杞10克

● 调料：冰糖40克

● 做法：

①将雪梨洗净去皮、核，切块；红薯去皮，洗净切块；芦荟洗净切块；银耳洗净去根部，切块；枸杞洗净。

②砂锅中注水烧开，倒入红薯、银耳、雪梨拌匀，小火煮至食材熟软。加入冰糖、枸杞、芦荟搅匀，用小火煮5分钟。

③关火后盛出煮好的甜汤，装入碗中即可。

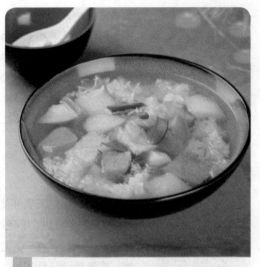

功效 银耳可滋阴润补；红薯能促进肠胃蠕动，提高抵抗力。本品可滋阴润燥、滋润喉咙。

西瓜汁

● 原料：西瓜300克

● 调料：蜂蜜、矿泉水各适量

● 做法：

①将西瓜切开，取出果肉，去籽，洗净，再切成大小均匀的块，备用。

②拿出榨汁机，放入西瓜，倒入适量矿泉水，再放入蜂蜜。

③按下按钮，将材料搅打成果汁，再稍搅拌均匀，最后倒入杯中，即可饮用。

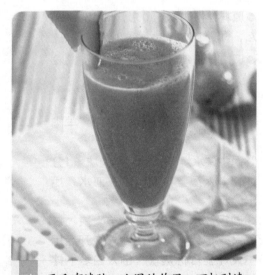

功效 西瓜有清肺、止渴的作用，可起到清热解毒的作用。本品有清热解暑、润肺润喉的功效，适合咽炎患者食用。

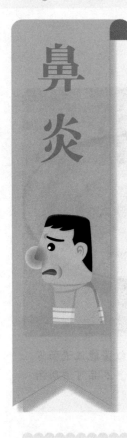

鼻炎

鼻炎即鼻腔炎性疾病，指受病毒、细菌、变应原、各种理化因子以及某些全身性疾病的影响而引起的鼻腔黏膜炎症。鼻炎的主要病理改变是鼻腔黏膜充血、肿胀、渗出、增生、萎缩或坏死等症状。

♻ 季节原因

一到秋天，天气变化瞬息万变，忽冷忽热，而秋风一起，外界空气中的浮尘、细菌、病毒等活跃度加剧，一不小心就很容易引发或加重鼻炎症状。

☢ 自我预防

①保护鼻子免受刺激：为减少冷空气对鼻黏膜的刺激，出门可戴上口罩，以防细菌、灰尘刺激鼻子。

②注意保暖：秋季天气骤冷骤热，要做好保暖措施，多关注天气预报，及时添衣；洗头后应尽快擦干头发。还可以多吃偏温性食品，能缓解鼻炎。

③少吃寒凉食物：寒凉最易损伤肺脾阳气，加重鼻炎；低温食物易使呼吸道反应加强而诱发鼻炎。应少食寒凉、生冷食物。

⊕ 清炖羊肉汤

● 原料：羊肉块350克，甘蔗段120克，白萝卜150克，姜片20克

● 调料：料酒20毫升，盐3克，鸡粉2克，胡椒粉2克，食用油适量

● 做法：

①将白萝卜洗净去皮，切段；羊肉块洗净。

②锅中注水烧开，倒入羊肉块煮1分钟，淋入适量料酒，氽去血水，捞出，沥干。

③砂锅注水烧开，倒入羊肉块、甘蔗段、姜片、料酒，大火烧开后用小火炖至食材熟软。倒入白萝卜拌匀，小火续煮至白萝卜软烂。加入少许盐、鸡粉、胡椒粉调味，用中火续煮片刻，盛出，装入碗中即可。

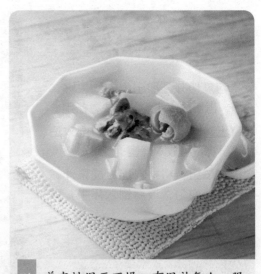

功效 羊肉性温而不燥，有温补气血、强身健体的功效。本品能有效改善呼吸道过敏的症状。

香菇燕麦粥

●**原料：**香菇、白菜各适量，燕麦片60克，葱15克

●**调料：**盐2克

●**做法：**

①将燕麦片放入清水中泡发，捞出，洗净；香菇用清水洗净，切片；白菜用清水洗净，切丝；葱用清水洗净，切花。

②将锅置火上，倒入清水，放入燕麦片，以大火煮开。

③加入香菇、白菜同煮至粥呈浓稠状，调入盐拌匀，撒上葱花即可。

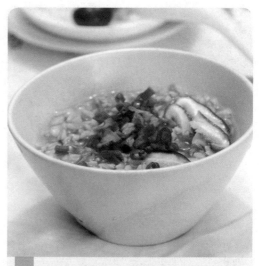

功效 香菇能提高机体免疫力；燕麦能益脾养心，所含的燕麦生物碱能抗刺激。本品适合鼻炎患者食用。

葱香胡萝卜丝

●**原料：**胡萝卜500克，葱丝、姜丝各适量

●**原料：**料酒、盐、味精各适量

●**做法：**

①将胡萝卜用清水洗净，去根，切细条。

②锅中入油，用中火烧至五六成热。

③放入葱丝、姜丝炝锅，烹入料酒，倒入胡萝卜丝煸炒片刻。

④加入盐，添少许清水稍焖片刻，待胡萝卜丝熟后再用味精调味，翻炒均匀，盛入盘中即可。

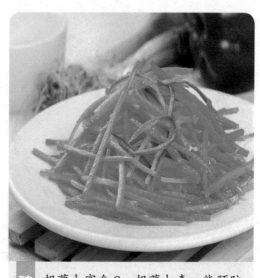

功效 胡萝卜富含β-胡萝卜素，能预防各种过敏；香葱能抗菌、抗病毒。本品能有效预防鼻炎的复发。

香菇扒茼蒿

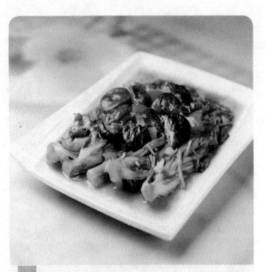

● 原料：茼蒿200克，水发香菇50克，彩椒片、姜片、葱段各少许

● 调料：盐3克，鸡粉2克，料酒8毫升，蚝油8克，老抽2毫升，水淀粉5克，食用油适量

● 做法：

① 将香菇切块；茼蒿洗净，去根部。

② 锅中注水烧开，倒入食用油、盐、茼蒿煮软，捞出，摆入盘；香菇焯煮后捞出。

③ 锅中注油烧热，放入彩椒片、姜片、葱段、香菇、料酒、清水、盐、鸡粉、蚝油、老抽炒匀，拌煮至沸，倒入适量水淀粉勾芡，翻炒均匀后盛出，放在茼蒿上即可。

功效 香菇中的香菇多糖能有效调节机体免疫，有抗病毒的功效。本品可有效预防鼻炎的复发。

银耳枸杞豆浆

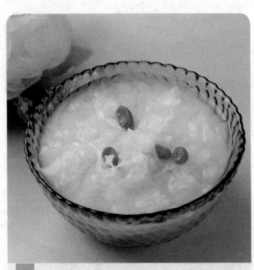

● 原料：水发银耳100克，水发黄豆200克，枸杞15克

● 调料：食粉2克，矿泉水适量

● 做法：

① 将银耳洗净，切小块；黄豆洗净。

② 取榨汁机，选择"搅拌刀座"组合，放入黄豆，加入适量矿泉水，选择"榨汁"功能，榨取黄豆浆，取隔渣袋，滤掉豆渣。

③ 锅中注入适量清水烧开，放入食粉，倒入银耳，煮至沸，捞出。

④ 把黄豆浆倒入锅中煮沸，放入焯过水的银耳，放入洗净的枸杞，拌匀，煮约2分钟，把煮好的银耳枸杞豆浆盛出即可。

功效 银耳有滋阴润燥、强身健体的功效。枸杞可增强人体非特异性免疫能力。本品有预防鼻炎复发的功效。

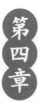

第四章

冬季常见疾病食养方

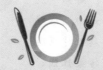

秋去冬来，季节气候变化大，气温急骤下降。寒风袭来，人们户外运动少，稍微不注意，就会导致许多冬季常见的疾病发生。根据《黄帝内经》，这一章主要介绍了一些冬季常见的疾病以及这些疾病产生的原因与预防方法。并根据冬季各种病症发生的特点，精心挑选出适合这个季节食用的食养方，在这个寒冷的季节，让我们不再感觉"寒冷"。

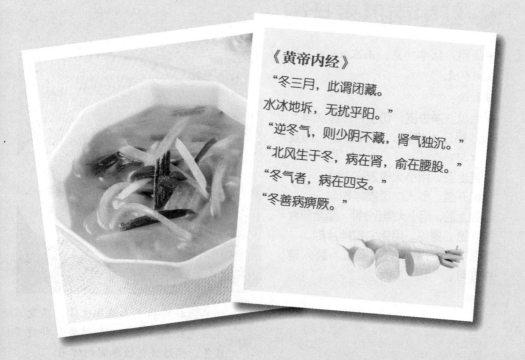

《黄帝内经》

"冬三月，此谓闭藏。水冰地坼，无扰乎阳。"

"逆冬气，则少阴不藏，肾气独沉。"

"北风生于冬，病在肾，俞在腰股。"

"冬气者，病在四支。"

"冬善病痹厥。"

流行性感冒

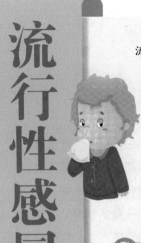

流行性感冒，简称"流感"。它是由流感病毒引起的急性呼吸道感染，有传染性强、传播速度快的特点。主要是通过空气中的飞沫、人与人之间的接触传播。

♻ 季节原因

冬季是流行性感冒高发期，天气急骤降温使人体容易受寒。而且冬季人们多在室内活动，窗户紧闭导致空气不流通，病毒更容易传播。

☢ 自我预防

①多喝温开水：多喝温开水，能促进细胞陈新代谢，调节体温，提高人体抗病能力。

②补充营养：多补充营养，多吃流质食物以及富含维生素的食物。

③注重个人卫生：居室要整洁，衣物洗干净晾干，最好拿去晒晒太阳，这样可以减少细菌感染。

④保持空气流通：室内要保持空气通风透气，尽量打开窗户。避免到人群聚集的地方活动。

🍲 红枣南瓜麦片粥

●原料：红枣20克，南瓜200克，燕麦片60克

●做法：

①南瓜洗净去皮，切丁；红枣洗净。

②砂锅注水烧开，放入红枣、燕麦片拌匀。

③盖上盖，用小火煮25分钟。

④揭开盖，倒入南瓜搅拌均匀。

⑤盖上盖，用小火煮5分钟，至全部食材熟透，揭盖，用锅勺搅拌片刻。

⑥关火后把煮好的粥盛出，装入碗中即可。

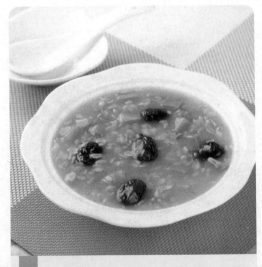

功效 红枣能补脾和胃、益气生津；燕麦可益气补虚。本品有健脾胃、补虚益气、预防流行性感冒的作用。

香甜苹果粥

● 原料：大米100克，苹果30克，玉米粒20克，葱花少许

● 调料：冰糖5克

● 做法：

① 将大米淘洗干净，再放入清水中浸泡片刻。

② 苹果洗净后切块；玉米粒洗净。

③ 将锅置火上，放入大米，加适量清水煮至八成熟。

④ 放入苹果、玉米粒煮至米粒熟软，再放入冰糖，煮至糖分溶化，最后撒上葱花便可。

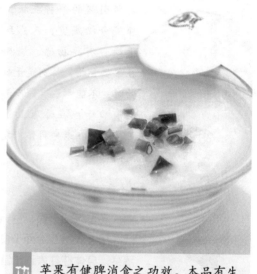

功效 苹果有健脾消食之功效。本品有生津润燥、健脾润肺的作用，可帮助预防流行性感冒。

香菇蒸蛋羹

● 原料：鸡蛋2个，香菇50克，葱花少许

● 调料：盐、鸡粉各3克，生粉10克，料酒3毫升，生抽5毫升，香油、食用油各适量

● 做法：

① 香菇洗净，切丁，加盐、鸡粉、食用油、料酒焯煮后捞出。

② 将鸡蛋加盐、清水、香油拌匀，制成蛋液。香菇加生抽、盐、鸡粉、生粉、香油拌匀，制成酱料。

③ 蒸锅上火烧开，放入蛋液，用小火蒸至蛋液六七成熟。均匀地放上制好的酱料，用中火蒸约5分钟，至食材熟透。取出，撒上葱花即可。

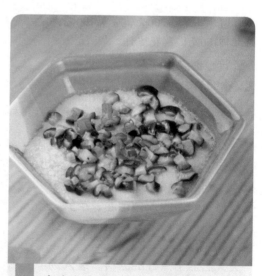

功效 香菇能益胃和中；鸡蛋可补充蛋白质，增强体质。本品有健脾胃、益气血、增强抵抗力的作用。

口干症

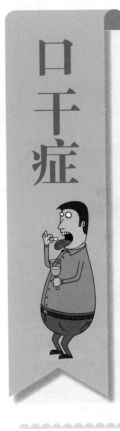

口干症是口腔内唾液缺乏所引起的一种症状，由于唾液分泌减少，人感到口腔干燥，有异物感、烧灼感，在咀嚼食物，特别是干燥的食物时，不能形成食团而影响吞咽。口干症在临床上并不少见，尤其在老年群体中发病率更高。

季节原因

冬季气候干燥、空气湿度低，加上天气寒冷而少食水果蔬菜，身体往往表现出缺水的状态，这时容易引发口干症。

自我预防

①多吃蔬菜和水果：可多吃生菜、黄瓜、西红柿、山楂、杏仁、猕猴桃、草莓等蔬菜和水果。它们含大量水分、粗纤维，能有效刺激唾液腺分泌。

②使用润唇膏：冬季干燥，身体容易流失水分，使用润唇膏可以补充唇部的水分，对唇部起到保护作用。

③补充维生素B2：多食含维生素B2的食物可预防口干症，如黄豆芽、大枣、西红柿、玉米、茄子等。

芦笋玉米西红柿汤

●原料：玉米棒200克，芦笋100克，西红柿100克，葱花少许

●调料：番茄酱15克，盐、鸡粉各2克，食用油少许

●做法：

①芦笋洗净，切成段；玉米棒、西红柿均洗净切块。

②砂锅注入适量清水烧开，倒入玉米棒、西红柿块，煮沸后用小火煮至食材熟软。放入食用油、芦笋、盐、鸡粉、番茄酱，拌匀调味，续煮至食材熟透、入味。

③关火后盛出煮好的汤料，装入汤碗中，撒上葱花即可。

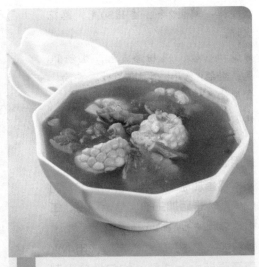

功效 西红柿可生津解渴；玉米可开胃生津、健脾。本品有健胃消食、生津止渴的功效，可预防口干症。

⊕ 豆芽玉米粥

●原料：黄豆芽、玉米粒各20克，大米100克

●调料：盐3克，香油5毫升

●做法：

① 玉米粒洗净；豆芽洗净，摘去根部。

② 大米洗净，泡发半小时。

③ 将锅置于火上，倒入适量清水，放入大米、玉米粒，用大火煮至米粒开花。

④ 放入黄豆芽，改用小火煮至粥成，调入盐、香油搅匀即可。

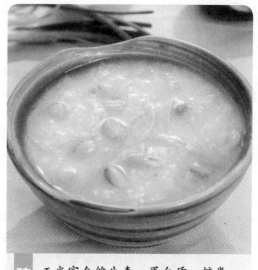

功效 玉米富含维生素、蛋白质、糖类、钙、磷、铁、胡萝卜素等。本品有补充水分的作用。

⊕ 醋熘黄瓜

●原料：黄瓜200克，彩椒20克，青椒25克，蒜末少许

●调料：盐2克，白糖3克，白醋4毫升，水淀粉8克，食用油少许

●做法：

① 彩椒、青椒、黄瓜分别洗净，去籽，切成小块，备用。

② 锅中注油烧热，放入蒜末，爆香。倒入黄瓜、青椒块、彩椒块，翻炒至熟软。放入少许盐、白糖、白醋，炒匀调味。淋入适量水淀粉勾芡，快速翻炒均匀。

③ 关火后盛出炒好的食材，装入盘中即可。

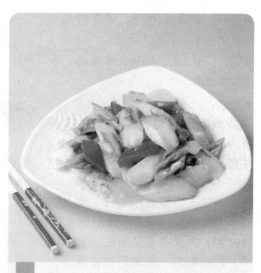

功效 黄瓜可除湿、减缓口干症；彩椒富含维生素，可预防口干症。本品具有除湿、防治口干症的功效。

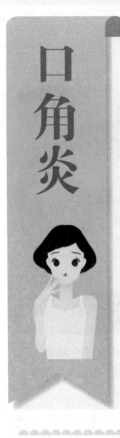

口角炎

口角炎俗称"烂嘴角"，也叫口角症，中医学称之为"口丫疮"或"燕口疮"。通常口角处发生湿白、糜烂、皲裂现象称为口角炎，主要表现为口角潮红、起疱、皲裂、糜烂、结痂、脱屑等。患者往往一张口就容易出血，连吃饭、说话都会受到影响。

♻ 季节原因

冬季气候干燥，易使口唇、口角周围皮肤黏膜干裂，周围病菌乘虚而入，造成感染。另外，体内缺少B族维生素也会导致口角炎的发生。

☢ 自我预防

①注重个人卫生：个人用品要经常清洁，不与别人共用生活用品。经常漱口，避免让细菌有机可入。

②补充B族维生素：应多吃富含B族维生素的食物，有效预防口角炎。如动物肝脏、瘦肉、禽蛋、牛奶、豆制品、绿叶蔬菜等。

③补锌：多吃含锌量高的食物，如蛋类、瘦肉、牡蛎和动物肝脏等，补锌能使体内的锌参与机体的代谢，更好地预防口角炎。

⊕ 芦笋瘦肉汤

● 原料：猪瘦肉100克，芦笋90克，胡萝卜60克，葱花少许

● 调料：盐3克，鸡粉、水淀粉、食用油各适量

● 做法：

① 芦笋洗净切段；胡萝卜去皮洗净，切片；猪瘦肉洗净切片，加少许盐、鸡粉、水淀粉、食用油，腌渍约10分钟。

② 锅中注入适量清水烧开，倒入胡萝卜片、盐、鸡粉、食用油、芦笋拌匀，大火煮至其断生。放入肉片，搅拌均匀，煮沸后撇去浮沫，续煮至食材熟透。

③ 关火后盛出煮好的瘦肉汤，装入汤碗中，撒上葱花即可。

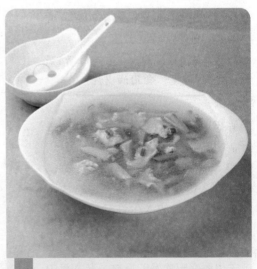

功效 芦笋富含维生素B$_2$，可防止口角炎；瘦肉滋阴养胃。本品有滋阴润燥的功效，可缓解口角炎的发生。

⊞ 山楂蒸鸡肝

●原料：山楂50克，山药90克，鸡肝100克，水发薏米80克，葱花少许

●调料：盐2克，白醋4毫升，香油2克，食用油适量

●做法：

①山药洗净去皮，切丁；山楂洗净去核，切块；鸡肝处理干净，切片。

②将薏米倒入干磨杯中，加入山楂、山药，用榨汁机将食材磨碎，装碗，加鸡肝、盐、白醋、香油拌匀，装盘，放进烧开的蒸锅中。盖上盖，用大火蒸5分钟，至食材熟透。

③蒸熟的食材取出，撒上葱花，淋上少许热油即可。

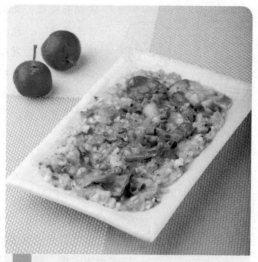

功效 鸡肝含铁质和维生素B₂；山楂可促进消化，生津解渴。本品具有生津止渴、预防口角炎的作用。

⊞ 韭黄炒牡蛎

●原料：牡蛎肉400克，韭黄200克，彩椒15克，姜片、蒜末、葱花各少许

●调料：生粉15克，生抽8毫升，鸡粉、盐、料酒各适量

●做法：

①韭黄洗净，切段；彩椒洗净，切条；牡蛎肉洗净，加适量盐、生抽、鸡粉拌匀腌渍。

②锅中注入适量清水烧开，倒入牡蛎拌匀，略煮，捞出。

③热锅注油烧热，放入姜片、蒜末、葱花爆香，放入牡蛎炒匀，淋入生抽，炒匀，再倒入料酒炒匀，放入彩椒翻炒。倒入韭黄段，翻炒均匀。加鸡粉、盐，炒匀调味即可。

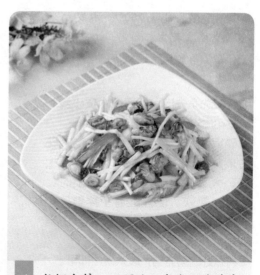

功效 牡蛎含锌，可预防口角炎；韭黄富含膳食纤维，可预防口干咽燥。本品能养阴润燥，缓解口角炎。

心血管疾病

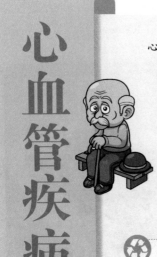

心血管疾病是心脏血管疾病的统称，又被称为"三高症"，包括高血压、高血脂、冠心病、心肌梗死等诸多病症，是一类严重威胁人类健康的常见疾病。

♻ 季节原因

冬季天气寒冷，气温下降，血管尤其是冠状动脉在寒冷时容易收缩、痉挛，造成供血不足，可能导致栓塞，从而引起心血管疾病的复发。

☢ 自我预防

①生活有规律：生活无规律，常熬夜，较易造成血管痉挛，血流不畅，导致心脑血管疾病。

②饮食健康：饮食上要多食粗粮、鱼肉、坚果、果汁、新鲜蔬果等食物，这些食物有维持心率、降低心脏病发病率、保护心脏等功能。常喝绿茶也可降低心脑血管疾病的发病率。

③加强体育运动：每天坚持运动1小时，但不宜过量，体育运动可有效预防心脑血管疾病。

✚ 小麦红米地瓜粥

●原料：水发小麦75克，水发红米120克，水发花生米80克，红薯150克

●调料：白糖15克

●做法：

①红薯洗净去皮，切丁；水发小麦、水发花生米、水发红米分别洗净。

②砂锅注入适量清水烧开，倒入花生米、红米、小麦搅拌均匀，盖上盖，大火烧开后用小火煮1小时，至食材熟软。倒入红薯丁拌匀，小火煮15分钟。放入白糖煮至白糖溶化。

③将煮好的粥盛出，装入碗中即可。

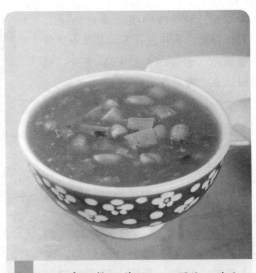

功效 红米有抗氧化作用，可预防心脑血管疾病。本品可维持心律正常，预防心血管疾病。

鲫鱼百合糯米粥

●原料：糯米80克，鲫鱼50克，百合20克，姜丝、葱花各适量

●调料：盐3克，味精2克，料酒、香油各适量

●做法：

①糯米洗净，用清水浸泡；鲫鱼处理干净后切片，用料酒腌渍去腥；百合洗去杂质，削去黑色边缘。

②将锅置火上，放入糯米，加适量清水煮至五成熟。

③放入鱼肉、姜丝、百合煮至粥成，加盐、味精、香油调匀，撒上葱花即可。

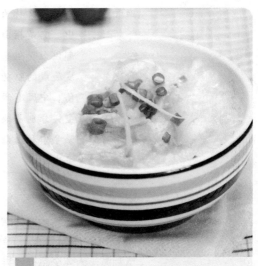

功效 鲫鱼有增强免疫力的作用；糯米有滋补健身的功效。本品可滋补强身、预防心血管疾病。

荷叶绿茶

●原料：荷叶碎6克，绿茶叶5克

●做法：

①取一个干净的玻璃茶杯，放入备好的荷叶碎、绿茶叶。

②往杯中注入适量开水，冲泡一会儿，然后去除杂质，沥干水分，备用。

③往茶杯中再次注入适量开水，至八九分满，浸泡约1分钟，至其析出有效成分，趁热饮用即可。

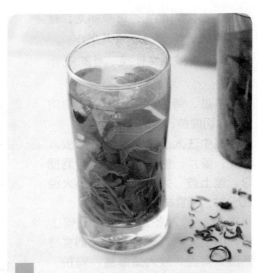

功效 荷叶含生物碱，可减少心脑血管疾病；绿茶可预防心脑血管疾病。本品有预防心血管疾病的作用。

中风（脑卒中）

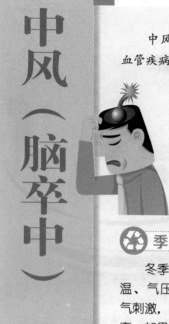

中风是中医学对急性脑血管疾病的统称，又称为脑卒中。它是指由于脑部供血受阻而迅速发展成的脑功能损伤。中风有两种类型，分别是缺血性脑卒中和出血性脑卒中。

♻ 季节原因

冬季，天气由凉转寒，气温、气压发生变化，受冷空气刺激，人体交感神经异常兴奋，如果血压持续升高，极易导致中风的发生。

☢ 自我预防

①充足的睡眠：充足的睡眠可让身体得到休息，保证身体各器官功能正常运行，降低患心脏病或中风的风险。

②防寒保暖：冬天，老年人身体抵抗力下降，要及时添加衣物，注意防寒，以免着凉，引发中风。

③补充含维生素C、钾、镁等的食物：可多食富含维生素C、钾、镁等的食物，如柚子、海带、葡萄柚、柠檬等，可降低血压，减少中风。

🍲 冬瓜陈皮海带汤

●原料：冬瓜100克，海带50克，猪瘦肉100克，陈皮5克，姜片少许

●调料：盐2克，鸡粉2克，料酒3毫升

●做法：

①将冬瓜、海带洗净切小块；瘦肉洗净，切成条，改切成丁。

②砂锅中注入适量清水烧开，放入陈皮、姜片、瘦肉、海带、料酒搅匀。盖上盖，大火烧开后用小火炖20分钟，至食材熟软。

③揭盖，倒入冬瓜，搅匀。盖上盖，用小火炖15分钟，至全部食材熟透。揭盖，放入适量盐、鸡粉，搅匀调味。

④将煮好的汤料盛出，装入碗中即可。

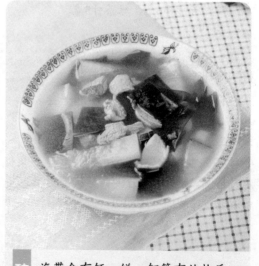

功效 海带含有钙、镁、钾等有效物质；猪瘦肉可补中益气、增强抵抗力。本品可增强抵抗力、预防中风。

葡萄柚蜂蜜红茶

●原料：葡萄柚200克，红茶叶10克

●调料：蜂蜜15克，矿泉水适量

●做法：

①将葡萄柚剥去外皮，果肉切成小块。

②将茶叶装入碗，加开水冲泡一会儿。

③取榨汁机，选择搅拌刀座组合，倒入葡萄柚。

④加入适量矿泉水，选择"榨汁"功能，榨取葡萄柚汁。

⑤将红茶茶水倒入榨汁机，加入蜂蜜，搅拌均匀。将搅打好的葡萄柚蜂蜜红茶倒入杯中即可。

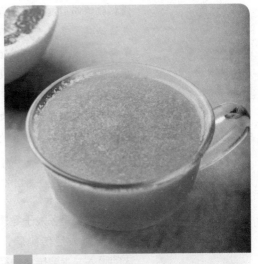

功效 葡萄柚可补充矿物质钾元素；红茶能增强心脏血液循环，预防中风。本品可促进身体代谢，减少中风。

西红柿柚子汁

●原料：柚子肉80克，西红柿60克，矿泉水适量

●做法：

①锅中注入适量清水烧开，放入西红柿搅拌，煮至其表皮裂开，捞出，沥干。

②柚子肉去除果皮和果核，把果肉掰成小块；将西红柿去除表皮，改切成小块。

③取榨汁机，选择搅拌刀座组合，倒入备好的柚子、西红柿。注入适量矿泉水，盖好盖。通电后选择"榨汁"功能，搅拌一会儿，榨出蔬果汁。

④断电后，将蔬果汁倒入杯中即可。

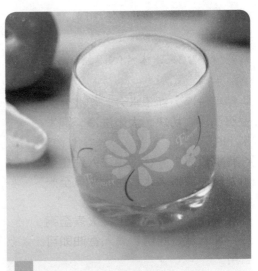

功效 柚子可降低血液黏滞度，减少血栓形成，预防中风。本品有调中理气、预防中风的作用。

腮腺炎

腮腺炎是指由腮腺炎病毒侵犯腮腺而引起的一种急性呼吸传染病，多发于儿童和青少年群体，是常见的呼吸道传染病。腮腺炎以腮腺的非化脓性肿胀疼痛为突出的病症，严重时还可引起脑膜炎、睾丸炎、胰腺炎、乳腺炎、卵巢炎等。

♻ 季节原因

腮腺炎是多发于冬季的传染病，病人是传染源，以飞沫的吸入为主要传播途径，健康的人在接触病人后2~3周可发病。

☢ 自我预防

①接种疫苗：预防传染病的最佳途径就是接种疫苗，可在孩子一岁半时接受疫苗注射，以预防腮腺炎。

②注意个人卫生：要有清洁意识，以防病从口入，要勤洗手，勤刷牙，还要勤洗澡，保持身体的清洁，有利于预防疾病。

③保持室内通风：家里要勤通风，以净化空气，清除有害细菌，不能为了隔绝冷空气而使室内长时间处于封闭状态。

⊕ 豆腐芹菜粥

●原料：豆腐、鲜芹菜各20克，大米100克

●调料：盐2克，味精1克，香油5克

●做法：

①芹菜洗净，沥干水分，切成丝；豆腐洗净，切块；大米洗净，泡发半小时。

②将锅置火上，往锅中注入适量清水，然后放入大米，用大火煮至米粒开花。

③放入芹菜、豆腐，用文火煮至粥成，加入盐、味精，滴入香油即可食用。

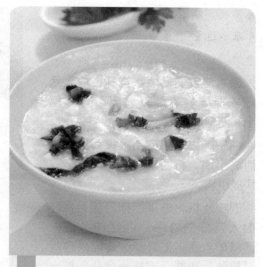

功效 豆腐富含优质蛋白，能提高机体抗病力。芹菜有清热解毒的功效，本品能有效缓解腮腺炎的症状。

牛奶煮荞麦

●原料：鸡蛋2个，荞麦200克，牛奶适量

●调料：白糖适量

●做法：

①将荞麦洗净，放入锅中爆炒出香味后盛出，再放入榨汁机中打成粉。

②将鸡蛋打入杯中，然后冲入适量开水。

③最后把鸡蛋水倒入牛奶中，再倒入荞麦粉、白糖，大火煮至糖分溶化即可。

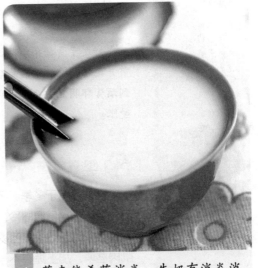

功效 荞麦能杀菌消炎；牛奶有消炎消肿、增强免疫的功效。本品适合腮腺炎患者食用。

猕猴桃橙奶

●原料：橙子肉80克，猕猴桃50克，牛奶150克

●调料：白糖3克

●做法：

①将猕猴桃去皮洗净，切成丁；将橙子肉切成小块。

②取榨汁机，选搅拌刀座组合，往杯中放入切好的橙子、猕猴桃，再倒入牛奶和白糖，选择"搅拌"功能后榨取果奶汁。

③把榨好的猕猴桃橙奶倒入碗中即可。

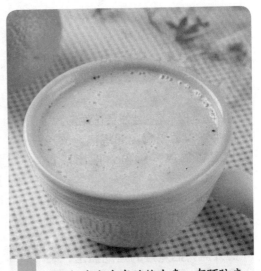

功效 猕猴桃中含丰富的维生素，有预防疾病之效。本品有增强人体免疫力、补充水分、预防腮腺炎的作用。

落枕

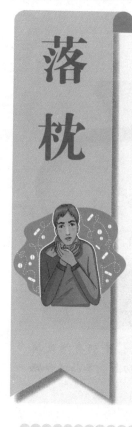

落枕又称"失枕"，西医称作急性颈椎关节周围炎或颈部肌肉扭伤。落枕是一种常见病，好发于青壮年。落枕发病前并无任何症状，晨起后才感到颈背部明显酸痛，颈部活动受限。

♻ 季节原因

落枕多见于冬季。因冬季天气变化大，气温骤冷，降低颈部肌肉组织活性，容易导致肌肉痉挛，加上睡姿不当、枕头不合适等因素，导致落枕反复发作。

☢ 自我预防

①保持正确的睡姿：夜间睡眠姿势不良，颈部长期处于过度偏转的状态，易引起颈部不适易导致落枕。

②使用适合的枕头：枕头是颈椎的保护工具，挑选时要选用适合自己的枕头，大小、厚度、软硬都要适合自己，以免引起颈椎不适，造成落枕。

③饮食平衡：饮食上，以平补、清补为主。荤素要合理搭配，多吃富含维生素、膳食纤维以及含钙、镁、锌、铁的食物。

⊕ 黄花菜鲫鱼汤

● 原料：鲫鱼350克，水发黄花菜170克，姜片、葱花各少许

● 调料：盐3克，鸡粉2克，料酒10毫升，胡椒粉少许，食用油适量

● 做法：

① 将鲫鱼处理干净；水发黄花菜洗净。

② 锅中注入适量食用油烧热，放入姜片爆香。放入鲫鱼，煎出焦香味，盛出。

③ 锅中倒入适量开水，放入鲫鱼、料酒、盐、鸡粉、胡椒粉、黄花菜，搅拌匀。盖上盖，用中火煮3分钟。

④ 揭开盖，把煮好的鱼汤盛出，装入汤碗中，撒上葱花即可。

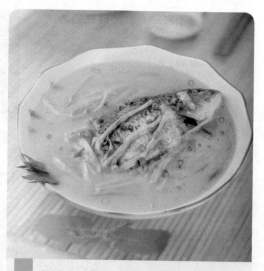

功效 鲫鱼可补充钙元素；黄花菜可预防神经衰弱。本品能通血脉、补体虚、预防神经衰弱、减少落枕的发生。

⊕ 番石榴雪梨菠萝沙拉

● 原料：番石榴90克，雪梨100克，
菠萝180克

● 调料：沙拉酱25克

● 做法：

①将雪梨洗净，对半切开，改切成
小块；番石榴洗净，对半切开，
切成瓣，再切成小块；菠萝洗净去
皮，切成小块。

②将切好的水果装入碗中，放入适
量沙拉酱，用筷子搅拌均匀。

③将拌好的水果沙拉盛出，装入盘
中即可。

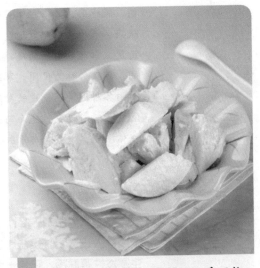

功效 菠萝能改善局部血液循环；番石榴
可补充维生素。本品可促进新陈代
谢，缓解落枕现象。

⊕ 百合银耳黑豆浆

● 原料：黑豆50克，银耳30克，鲜
百合30克

● 调料：白糖、矿泉水各适量

● 做法：

①黑豆用清水浸泡至软，洗净，沥
干水分备用；银耳用清水泡发，洗
净，去蒂部，撕成小朵；鲜百合洗
干净，掰成小瓣。

②将泡好的黑豆、水发银耳朵、鲜
百合一同倒入豆浆机中，加入适量
矿泉水榨汁。

③将煮好的豆浆过滤后，放入适量
白糖，搅拌至白糖溶化后即可饮用。

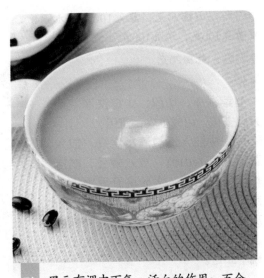

功效 黑豆有调中下气、活血的作用；百合
能减缓神经衰弱。本品具有补虚润
燥、调中下气、预防落枕的作用。

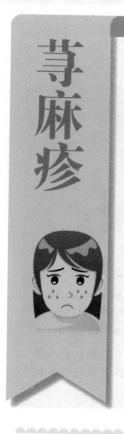

荨麻疹

荨麻疹俗称风疹块、风疹团、风疙瘩，是一种常见的皮肤病，表现为时隐时现、边缘清楚、红色或白色的瘙痒性风团，故又俗称为风团。荨麻疹是由各种因素致使皮肤黏膜血管发生暂时性炎性充血与大量液体渗出，造成局部水肿性的损害。

♻ 季节原因

冬季气温急骤下降，气候干燥，人在这个时候往往会产生寒冷性荨麻疹，它是一种皮肤受寒冷刺激后在局部发生荨麻疹反应的疾病。

☢ 自我预防

①饮食健康：饮食上讲究清淡，多吃富含维生素的蔬菜和水果，如苦瓜、葡萄、海带等，有清热解毒的功效，可缓解荨麻疹。

②注意保暖：身体经常暴露的部位，如面部、脖子、手部等，应做好防寒措施，避免冷风和冷水直接刺激。

③加强锻炼：冬季也要加强体育锻炼，增强体质，提高对寒冷天气变化的适应能力，进而提高身体对荨麻疹的抵抗能力。

⊕ 山楂韭菜豌豆汤

● 原料：山楂90克，韭菜100克，水发黄豆100克，豌豆100克

● 调料：红糖20克

● 做法：

①韭菜洗净，切段；山楂洗净，切开，去核，切成小块，备用。

②砂锅中注入适量清水烧开，放入黄豆。倒入山楂，放入豌豆，搅拌均匀。盖上盖，大火烧开后用小火煮20分钟，至食材熟透。揭开盖，放入韭菜，倒入红糖，拌匀调味。

③关火后盛出煮好的汤料，装入汤碗中即可。

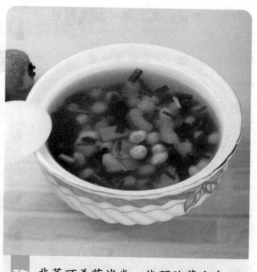

功效 韭菜可杀菌消炎，能预防荨麻疹；山楂可补充维生素。本品能疏调肝气、增进食欲、预防荨麻疹。

苦瓜银耳汤

● 原料：苦瓜200克，水发银耳150克，葱花、枸杞各少许

● 调料：盐、鸡粉各2克，食用油适量

● 做法：

① 苦瓜洗净去瓤，切片；银耳洗净，去黄色根部，切小朵。

② 锅中注水烧开，放入银耳搅匀，煮1分钟，捞出，沥干。

③ 锅中注油烧热，放入苦瓜片，大火快速翻炒匀，至其变软，注入适量清水。盖上盖，煮约1分钟。揭开盖，倒入枸杞、焯煮过的银耳。加入盐、鸡粉，搅拌匀。再盖上盖，用中火煮约3分钟，至食材熟透。

④ 盛出煮好的银耳汤，装在汤碗中，撒上葱花即可。

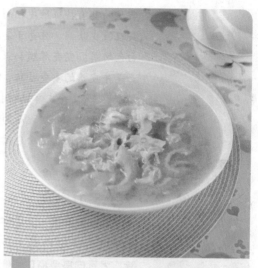

功效 银耳可滋阴润燥，减少荨麻疹；苦瓜生津解渴。本品有滋阴润燥、益气养胃的作用，可减少荨麻疹。

芹菜葡萄梨子汁

● 原料：雪梨100克，芹菜60克，葡萄100克，矿泉水少许

● 做法：

① 芹菜洗净，切成粒；雪梨洗净去皮、核，切成小块；葡萄洗净，切成小块。

② 取榨汁机，选择搅拌刀座组合，倒入切好的食材。加入适量矿泉水。盖上盖子，选择"榨汁"功能，榨取蔬果汁。

③ 揭开盖子，将榨好的蔬果汁倒入杯中即可。

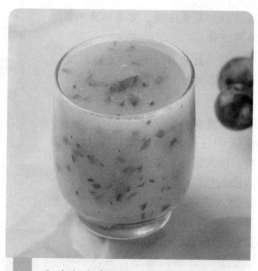

功效 雪梨能健脾润肺、滋阴润燥；葡萄可补充维生素。本品有清热降火、生津润燥的功效，可缓解荨麻疹。

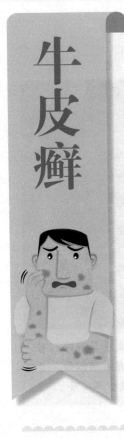

牛皮癣

牛皮癣又称银屑病,是一种常见的具有特征性皮损的慢性炎症性皮肤病,且易于复发。白色鳞屑、发亮薄膜和点状出血是牛皮癣的重要特征,称为"三联征"。牛皮癣初起时为炎性红色丘疹,以后逐展为棕红色斑块,表面覆盖白色鳞屑。

♻ 季节原因

冬季气温低,人出汗少,体内的有害物质无法及时清除,尤其自身免疫功能低下的人更容易受外界寒邪干扰,引发牛皮癣,或加重症状。

☢ 自我预防

①规范饮食:养成良好的饮食习惯,不抽烟,不喝酒,不吃辛辣、刺激的食物,可以多补充富含维生素的食物,以增强体质。

②多做运动:平日要适当运动,可以通过慢跑、快步走或者散步来达到增强抗病力的目的,对身体各方面机能的调节十分有益。

③保持乐观情绪:保持积极、乐观的心境,对伴有急躁、激动、易怒等不良情绪的牛皮癣患者有很好的作用。

⊕ 苋菜银鱼汤

●原料:苋菜150克,水发银鱼30克,姜片少许

●调料:盐少许,鸡粉2克,料酒、食用油各适量

●做法:

①苋菜洗净,切成段。

②锅中注油烧热,放入姜片,爆香。倒入银鱼、料酒炒香。

③放入苋菜,翻炒均匀。

④倒入适量清水盖上盖,用大火煮沸,煮约2分钟至熟。揭盖,加入适量盐、鸡粉调味。

⑤把煮好的汤料盛出,装入碗中,即可享用。

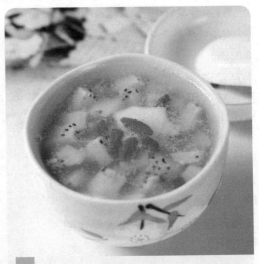

功效 苋菜能清利湿热、增强体质;银鱼可补虚健胃,改善虚弱体质。本品能增强抗病能力,有效预防牛皮癣。

玉米烧香菇

●原料：香菇75克，玉米粒50克，青椒、红椒各50克

●调料：盐、米酒、高汤、食用油各适量

●做法：

①青椒、红椒洗净切碎；玉米粒洗净备用。

②香菇洗净，放入温水中泡发后，去梗，备用。

③炒锅上火注油烧热，放入玉米粒、香菇、盐和高汤烧至五成熟，加入青椒、红椒翻炒均匀，烹入米酒炒熟即可。

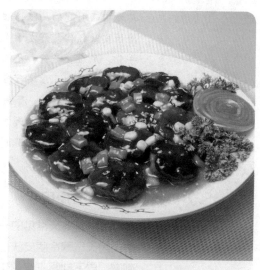

功效 香菇能提高人体免疫功能，对抗病毒；玉米对人体健康十分有利。本品有预防牛皮癣的功效。

西红柿芹菜汁

●原料：西红柿200克，芹菜150克

●调料：白糖3克，矿泉水适量

●做法：

①芹菜洗净，切粒；西红柿洗净，切小块。

②取榨汁机，选择搅拌刀座组合，倒入切好的芹菜粒和西红柿。

③再倒入矿泉水和白糖，盖上盖，通电后选择"榨汁"功能榨取蔬菜汁。

④断电后倒出榨好的西红柿芹菜汁，装入碗中即可。

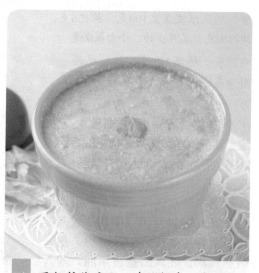

功效 西红柿能凉血、清热解毒，富含的番茄碱能消炎；芹菜能清热降火。本品可缓解牛皮癣症状。

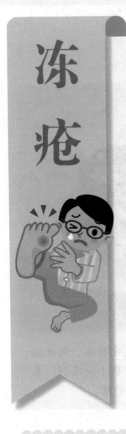

冻疮

冻疮是长期暴露于寒冷环境中而引起的局限性红斑炎症性皮肤损伤，好发于手指、手背、足趾、足背、足缘、耳廓、鼻尖等处。皮肤往往表现出有红斑、水疱、溃疡等症状，且病情缓慢，待天气转暖后会逐渐愈合，但是遇到寒冷又容易复发。

♻ 季节原因

冻疮是冬天常见的一种疾病，因天气寒冷使皮肤长期受刺激，皮下动脉收缩，久之血管麻痹扩张，静脉瘀血，血液血浆渗入组织导致冻疮发作。

☢ 自我预防

①加强锻炼：坚持锻炼，可促进全身血液循环，提高抗寒能力，这是预防冻疮的最好方法。

②注意保暖：出门前要做好保暖工作，如戴上手套、防风耳套、围巾等。

③保护皮肤：冬天可在手脚部位涂一些凡士林或其他油脂类护手霜，能保护皮肤，预防冻疮。

④补充维生素：多食含维生素的食物可促进身体新陈代谢、保持血液循环、预防冻疮的发生。

⊕ 黑豆猪肝汤

●原料：水发黑豆100克，枸杞6克，猪肝90克，姜片少许，小白菜60克

●调料：料酒2毫升，盐、鸡粉、食用油各适量

●做法：

①小白菜洗净，切去根部，切成段；猪肝洗净，切片；枸杞洗净。

②将猪肝片装碗，加入少许料酒、盐、鸡粉，抓匀，腌渍10分钟至入味。

③砂锅中注水烧开，放入黑豆、枸杞，煮20分钟至黑豆熟软，放入姜片、猪肝片煮沸，放入鸡粉、盐，略煮片刻，注入适量食用油，放入小白菜，煮至食材熟透。

④关火起锅，将煮好的汤料盛出，装入碗中即可。

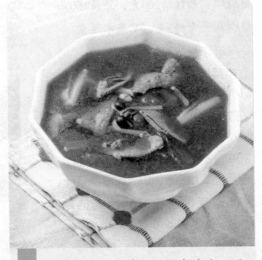

功效 猪肝可补血健脾、增强免疫力；黑豆可补肾阴。本品可补肾阴、增强免疫力，减少冻疮的发生。

酸甜莲藕橙子汁

- 原料：莲藕100克，橙子1个
- 调料：白糖10克，矿泉水适量
- 做法：

①莲藕洗净，切块，焯水；橙子去皮，切小块。

②取榨汁机，选择"搅拌"刀座组合，将备好的食材倒入搅拌杯中，加入适量矿泉水。

③盖上盖，选择"榨汁"功能，榨取蔬果汁。揭盖，加入白糖。加盖，选择"榨汁"功能，用机器搅拌均匀。

④揭开盖，将榨搅拌好的蔬果汁倒入杯中即可。

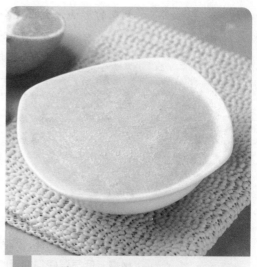

功效 橙子可舒肝理气、健脾胃；莲藕能增强人体的抗寒能力。本品可增强抗寒能力，减少冻疮复发。

白萝卜冬瓜豆浆

- 原料：白萝卜100克，冬瓜50克，黄豆20克
- 调料：蜜糖15克
- 做法：

①白萝卜、冬瓜分别去皮，洗净，切块。

②黄豆洗净后捞出，再用清水浸泡至软。

③将白萝卜、冬瓜、黄豆一同放入豆浆机，选择"榨汁"功能，待其榨成豆浆。

④加入蜜糖，再选择"榨汁"功能，搅拌片刻即可。

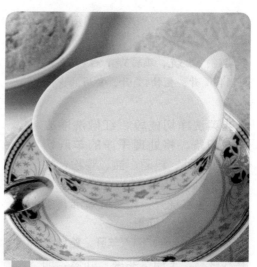

功效 白萝卜能健脾、理气；冬瓜可补充体内维生素。本品可调中益气、促进血液循环，预防冻疮。

手脚冰凉

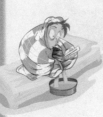

手脚冰凉是指受到寒冷天气的影响，会出现全身发冷、手脚冰冷的现象。这种情况在中医学称为"肾阳虚"，俗称"冷底"或是"寒底"。

♻ 季节原因

冬天气温低下，天气寒冷，人的血液循环、陈新代谢缓慢，低气温使得血管收缩，血液回流能力减弱，手脚血液循不畅顺，导致手脚冰凉。

☢ 自我预防

①加强锻炼：运动能促进血液循环，新陈代谢加速，不易发冷。

②注意保暖：特别注意腿和脚的保暖，如果脚和腿暖和，全身也跟着暖和。不宜穿太紧的衣服，否则会阻碍血液循环。

③多吃含B族维生素、蛋白质的食物：如动物肝脏、草莓、樱桃等，能扩张末梢血管，加速身体血液循环，预防手脚冰凉。适当吃辛辣食物也可使身体暖和。

😊 韭菜炒羊肝

●原料：韭菜120克，姜片20克，羊肝250克，红椒45克

●调料：盐3克，鸡粉3克，生粉5克，料酒16毫升，生抽4毫升，食用油少许

●做法：

①韭菜洗净切成段；红椒洗净去籽，切条；将处理干净的羊肝切片，加姜片、料酒、盐、鸡粉、生粉拌匀，腌渍入味。

②锅中注水烧开，将羊肝煮沸，氽去血水，捞出，沥干。

③锅中注油烧热，倒入羊肝，略炒。淋入料酒、生抽、韭菜、红椒，加入少许盐、鸡粉炒至食材熟透。盛出炒好的菜肴，装入盘中即可。

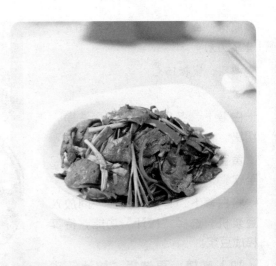

功效 韭菜温肾助阳，益脾健胃；牛肝可补充蛋白质。本品有行气理血、促进血液循环、预防手脚冰凉的作用。

糖醋樱桃萝卜

● 原料：樱桃萝卜300克，彩椒丝40克

● 调料：盐3克，米醋150毫升，白糖20克

● 做法：

① 樱桃萝卜洗净，对半切开，再切成片。

② 把萝卜片装入碗中，加入少许盐搅匀，腌渍约15分钟，以便去除涩味，备用。取来腌渍好的萝卜片，注入适量清水，清洗一遍，去除咸味，沥干水分后装入碗中。倒入米醋，搅拌匀，放入彩椒丝，加入适量白糖。快速搅拌均匀，至糖分溶化。再静置约30分钟，至萝卜片入味。

③ 取一个干净的盘子，盛出腌好的萝卜片，摆好盘即可。

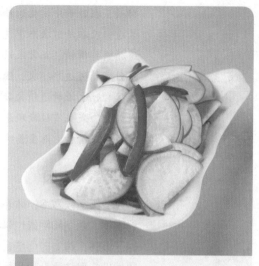

功效 樱桃萝卜可调中益脾、调气活血；彩椒可补充B族维生素。本品可调中活血，减少手脚冰凉。

草莓苹果汁

● 原料：苹果120克，草莓100克，柠檬70克

● 调料：白糖7克，矿泉水适量

● 做法：

① 苹果洗净切瓣，去除果核，切块；草莓洗净，去除果蒂，切块。

② 取榨汁机，选择搅拌刀座组合，倒入切好的水果，注入矿泉水，加入白糖，通电后选择"榨汁"功能，搅拌一会儿，榨出果汁，断电后揭盖，取洗净的柠檬，挤入柠檬汁，通电后选择"榨汁"功能。快速搅拌一会儿，至果汁混合均匀。

③ 断电后倒出搅拌好的果汁，装入碗中即可。

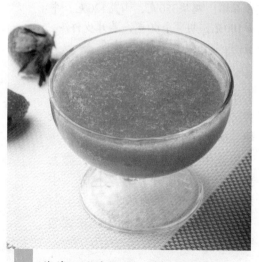

功效 草莓可健脾和胃；苹果可调中、益心气。本品有促进身体代谢、调中益气、预防手脚冰凉的作用。

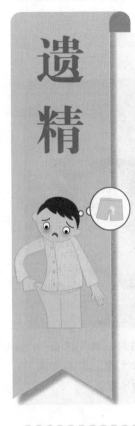

遗精

遗精是无性交活动时的射精，在睡梦中发生遗精称为梦遗，而在清醒状态下发生的遗精叫作滑精。正常未婚男子每月遗精可达2~8次，但在有规律的性生活时遗精次数增多或频繁，或仅有性欲观念即出现遗精或滑精，则多属病态。

♻ 季节原因

冬天气候寒冷，体表的血管收缩，阴茎和阴囊也挛缩，为了取暖，睡觉时可能会加盖厚棉被，身体逐渐暖和后阴茎血管会扩张，这样对阴部会有挤压刺激，易造成遗精。

☢ 自我预防

①规范起居：节制性欲，戒除手淫，洗澡时尽量不用过烫的水，睡觉时可适当屈膝侧卧，不盖过于厚重的被褥，不穿过于紧身的内裤，以免增加压力。

②规范饮食：少抽烟，少喝酒、咖啡、浓茶，少吃过于辛辣、肥腻、刺激的食物，多补充具有补肾壮阳功效的食物，以促进生殖系统健全。

③调节心情：要注意精神调养，排除杂念，多参与运动以舒缓心情。

⊕ 牛蒡山药鸡汤

● 原料：鸡块350克，山药120克，牛蒡100克，胡萝卜60克，姜片少许

● 调料：盐3克，鸡粉2克

● 做法：

① 牛蒡去皮洗净，切小块；胡萝卜去皮洗净，切块；鸡肉洗净，氽熟，捞出。

② 砂锅中注入适量清水烧开，撒上姜片，倒入鸡块、胡萝卜块、牛蒡、山药，煮至食材熟透。

③ 揭开盖，加入少许盐、鸡粉调匀即可。

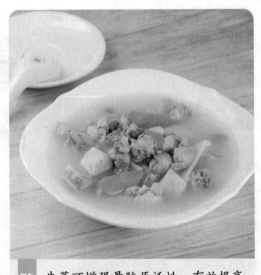

功效 牛蒡可增强骨胶原活性，有效提高体内细胞活力；鸡汤能提高免疫力。本品可有效改善遗精。

山药糯米粥

● 原料：山药15克，糯米50克

● 调料：红糖适量，胡椒末、食用油各少许

● 做法：

①山药去皮，洗净，沥干水分，切片，备用。

②先将糯米洗净，浸泡，然后沥干水分，放入热油锅中略炒。

③将糯米与山药一起入锅，加入适量的清水，用大火煮沸，再转用小火煮粥。

④待粥将熟时，向锅中加入胡椒末、红糖，搅拌均匀，再稍煮一会儿即可。

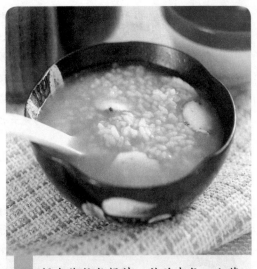

功效 糯米能壮气提神、补益中气；山药有利身体对各种补品的吸收。本品适合遗精患者食用。

薏米黑米豆浆

● 原料：水发黄豆、水发黑豆各100克，水发薏米90克，水发黑米80克

● 调料：白糖7克，矿泉水适量

● 做法：

①将水发黄豆、水发黑豆、水发薏米、水发黑米分别洗净。

②取榨汁机，倒入黄豆、黑豆、矿泉水，榨出豆浆，过滤，去除豆渣，留浆备用。薏米、黑米、豆汁用榨汁机搅拌成碎末状，即得生豆浆。

③将砂锅置火上，倒入生豆浆煮约5分钟，掠去浮沫。待汁水沸腾，加入白糖搅拌均匀，中火续煮至糖分完全溶化。盛出薏米黑米豆浆，即可饮用。

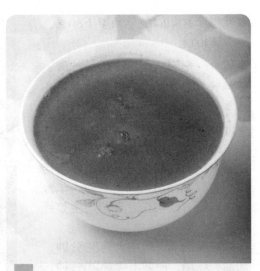

功效 黑米能起到滋阴补肾、健脾养胃的功效，有较强的保健功能。本品可有效改善遗精。

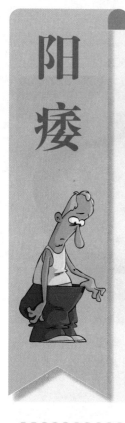

阳痿

阳痿又称为勃起功能障碍，是指在有性欲要求时，阴茎不能勃起或勃起不坚，或者虽然有勃起且有一定程度的硬度，但不能保持性交的足够时间，导致不能完成性交或阻碍性交。阳痿可分为先天性和病理性两种。

♻ 季节原因

男性阳痿的发病率在冬季常高于其他季节。冬天是人体阳气收敛、阴气潜藏体内的时候，人体的生理能量会自然下降，体质差的人容易因阳气不足而出现阳痿。

☢ 自我预防

①多食补肾助阳的食物：如狗肉、羊肉、牛鞭、羊肾、牡蛎、花生、鳝鱼、海参、墨鱼等食物，都有助于提高性功能。

②注意增强体质：人一虚弱，疾病就容易找上门，因此要格外引起注意。平时应适当进行锻炼，规范睡眠，少熬夜，做到劳逸结合，有助于增强体质。

③消除心理因素：多学习性知识，正确对待性欲，充分认识精神因素对性功能的影响。

🍲 萝卜羊肉汤

● 原料：羊肉200克，白萝卜50克，羊骨汤400克

● 调料：香菜、盐、味精、料酒、胡椒粉、葱段、生姜片、辣椒油各适量

● 做法：

①羊肉洗净后，切方块，氽去血水；白萝卜洗净，切成滚刀块，煮透捞出；香菜洗净切末；将羊肉、羊骨汤、料酒、胡椒粉、葱段、生姜片下锅。

②用旺火烧沸，转小火炖30分钟，加盐、味精、白萝卜续炖25分钟，至羊肉熟烂，撒上香菜末，淋入辣椒油即可。

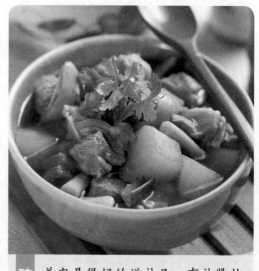

功效 羊肉是很好的滋补品，有补肾壮阳、补益身体的功效。本品可有效改善阳痿。

陈皮猪肚粥

● 原料：陈皮10克，猪肚、大米各60克，黄芪15克

● 调料：盐、鸡精、葱花各适量

● 做法：

① 将猪肚洗净切长条；大米淘净，浸泡半小时，捞出沥干；黄芪、陈皮均洗净，切碎。

② 往锅中注水，下入大米，大火烧开，放入猪肚、陈皮、黄芪，转中火熬煮。

③ 待米粒开花，用小火熬煮至粥浓稠，加盐、鸡精调味，再撒上葱花即可。

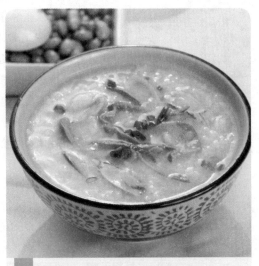

功效 猪肚可补虚损、健脾胃；陈皮有理气、祛风的作用。本品对性功能障碍者有很好的保健功效。

养生黑豆奶

● 原料：黑豆60克，燕麦30克，玉米须、矿泉水各少许

● 做法：

① 黑豆、燕麦分别用清水泡软，捞出洗净。

② 玉米须洗净，剪碎。

② 将上述材料放入豆浆机中，加入矿泉水至上下水位线之间。

③ 按下按钮，搅打成豆浆，稍过滤，装入容器中，备用。

④ 将豆浆放入锅中，用大火煮沸后，即可装碗食用。

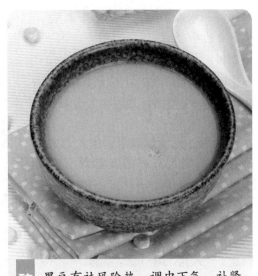

功效 黑豆有祛风除热、调中下气、补肾的功效，是保持青春健美的重要物质。本品有助于缓解阳痿。

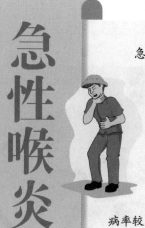

急性喉炎

急性喉炎是指喉黏膜及声带的急性非特异性炎症，病程通常在1个月以内，为常见呼吸道急性感染性疾病之一，常继发于急性鼻炎、急性咽炎、鼻窦炎。男性及儿童的发病率较高。

♻ 季节原因

冬季是急性喉炎的高发季节。进入冬季，天气干燥，气温反复无常，人们容易疲劳、着凉，进而发生感冒，引起急性喉炎。

☢ 自我预防

①饮食清淡：饮食上讲究清淡，多吃易于消化的食物，不吃肥腻食物。

②加强锻炼：加强锻炼，如跑步、打太极可增强体质，提高抗病能力。

③保持口腔卫生：养成经常刷牙漱口的习惯，以免口腔滋生细菌，引发急性喉炎。

④补肺润燥：平时多吃白萝卜、梨、蜜枣、鸡汤、猪肺、瘦猪肉、兔肉等润肺润燥的食物，加强对咽喉的保养。

🍲 冬瓜薏米车前汤

- ●原料：冬瓜90克，水发薏米55克，车前草7克
- ●调料：盐2克
- ●做法：

①冬瓜洗净，切成小块，装入盘中，备用。

②砂锅中注入适量清水，放入泡好的薏米，倒入洗好的车前草，搅匀。盖上盖，大火烧开后用小火煮20分钟，至薏米熟软。

③揭盖，放入切好的冬瓜。盖上盖，用小火煮15分钟，至全部食材熟透。揭盖，放入盐，用勺搅匀煮沸。

④把汤料盛出，装入碗中即可。

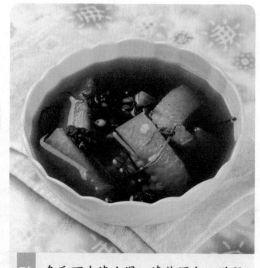

功效 冬瓜可生津止渴、清热泻火、滋阴润燥；薏米能健脾、补肺。本品能消水肿、清肺热、缓解急性喉炎。

大补鸡块煲

●原料：母鸡250克，白菜叶45克，枸杞4克，当归3克，陈皮5克

●调料：盐适量

●做法：

① 将母鸡收拾干净，再用清水洗净，斩块，氽水。

② 将白菜叶洗净，捞出，沥干水分，撕成小块备用。

③ 煲锅上火倒入水，调入盐、枸杞、当归、陈皮。

④ 下入鸡肉、白菜叶，用小火煲煮至熟，出锅即可。

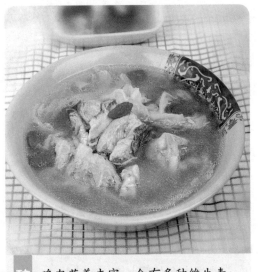

功效 鸡肉营养丰富，含有多种维生素、钙、磷、锌、铁、镁等营养元素。急性喉炎患者食用本品后可增强体质。

莲子红枣猪肝粥

●原料：莲子30克，红枣30克，猪肝50克，枸杞15克，大米75克

●调料：盐2克，味精3克，葱花适量

●做法：

① 将莲子洗净，浸泡半小时，去莲心；红枣洗净，对切；枸杞洗净；猪肝洗净，切片；大米淘净，泡好。

② 往锅中注水，下入大米，用大火烧开，下入红枣、莲子、枸杞，转中火熬煮片刻。

③ 改小火熬煮，下入猪肝，熬煮成粥，加盐、味精调味，撒上葱花即可。

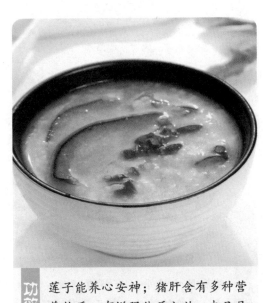

功效 莲子能养心安神；猪肝含有多种营养物质，有增强体质之效。本品具有缓解咽喉肿痛、镇静的作用。

素三丝

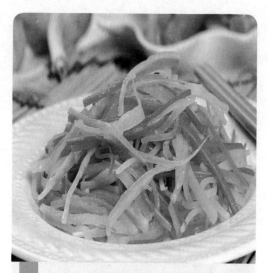

功效 白萝卜含胡萝卜素，可清肺热；胡萝卜可解毒、润燥。本品有健脾润肺、清热解毒、滋阴润燥的功效。

●原料：白萝卜250克，胡萝卜150克，芹菜100克

●调料：花椒10粒，葱丝、姜丝、蒜片各5克，盐、味精、醋、水淀粉、食用油各适量

●做法：

①将白萝卜、胡萝卜、芹菜分别洗净，切丝，分别入沸水中略焯，沥干水分备用。

②往炒锅里加油烧热，放入花椒、葱丝、姜丝、蒜片炝锅，再放入三丝煸炒1分钟。

③加入盐、味精、醋调味，用水淀粉勾芡炒匀，出锅即可。

丝瓜炒猪肺

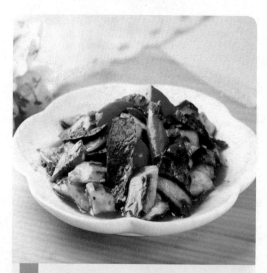

功效 丝瓜性味甘平，有解毒通便、化痰、通络的功效。本品具有缓解咽喉肿痛的作用。

●原料：丝瓜200克，青椒块40克，红椒块40克，猪肺100克，姜片、蒜末、葱段各少许

●调料：盐2克，鸡粉2克，豆瓣酱10克，生抽4毫升，料酒8毫升，水淀粉5克，食用油适量

●做法：

①丝瓜洗净去皮，用斜刀切小块；猪肺处理干净，切片，氽熟。

②锅中加油烧热，放入姜片、蒜末、葱段爆香，倒入猪肺炒匀，淋料酒提鲜。

③加入适量豆瓣酱、生抽、盐、鸡粉炒至入味，倒入丝瓜、红椒、青椒炒熟，倒入水淀粉炒匀即可。

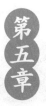

第五章

补血养心食养方

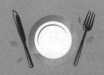

心为神之舍，血之主，脉之宗，在五行属火，为阳中之阳，起着主宰人体生命活动的作用。心脏是主管血液循环的器官，主血脉，主藏神，可以推动心气、调节血液，对人体起到滋润作用。养好心脏，便能做到补血养心。

本章将根据《黄帝内经》介绍一些能起到补血养心功效的常见食材、中药材，并列举出相应的食养方。

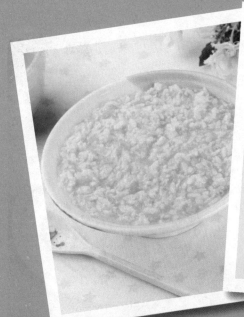

《黄帝内经》

"心者，君主之官，神明出焉。"

"心热病者，颜先赤。"

"先不乐，数日乃热。

"热争则卒心痛，烦闷善呕，头痛面赤，无汗。"

"心色赤，宜食酸，赤小豆、犬肉、李、韭皆酸。"

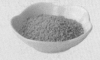

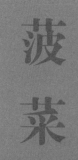

菠菜

最佳食用方法
炒、拌

最佳食用量
每天80~100克

♻ 营养功效

　　菠菜味甘、性凉，归大肠、胃经。含有极其丰富的维生素A和维生素C，能起到补血止血、滋阴润燥、滋润五脏的作用，适合头痛、高血压、贫血、心脏病患者食用。

☢ 其他注意事项

　　食用菠菜时，应尽量多吃一些碱性食物，以促使草酸钙溶解排出，防止结石。

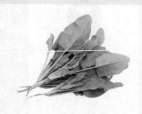

营养互补的黄金搭配

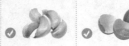

✓ 菠菜+大蒜
强身健体

✓ 菠菜+鸡蛋
预防贫血

有损身体的禁忌搭配

✗ 菠菜+黄豆
损害牙齿

✗ 菠菜+牛肉
降低营养价值

⊕ 蒜蓉菠菜

● 原料：菠菜500克，蒜蓉50克

● 调料：香油适量，盐4克，食用油少许

● 做法：

①将菠菜用清水洗净，捞出，切段，放入沸水中焯烫后捞出，装入盘中，备用。

②炒锅注油烧热，放入蒜蓉炒香。

③将炒好的蒜蓉倒在菠菜上。

④加入香油和盐，充分搅拌均匀即可。

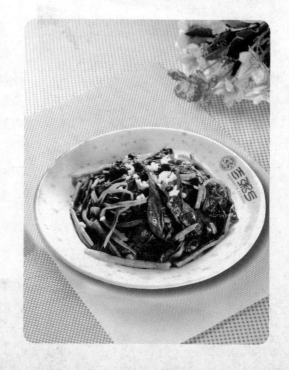

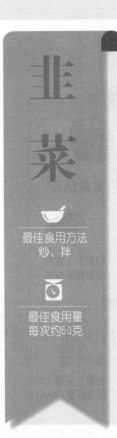

韭菜

最佳食用方法
炒、拌

最佳食用量
每次约50克

♻ 营养功效

韭菜味甘、辛、咸，性温，含有丰富的B族维生素、维生素C、胡萝卜素和纤维素，能起到温中理气、活血化瘀的作用，有益于降低血脂，防治冠心病、动脉硬化等症。

☢ 其他注意事项

夏季人的肠胃功能都会降低，若食用过多韭菜，可能会引起腹胀不适，因此不宜多食。

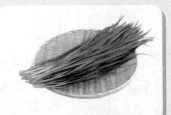

营养互补的黄金搭配

✓ 韭菜+黄豆芽 排毒瘦身　　✓ 韭菜+豆腐 治疗便秘

有损身体的禁忌搭配

✗ 韭菜+白酒 容易上火　　✗ 韭菜+菠菜 引起腹泻

⊕ 海蜇豆芽拌韭菜

●原料：水发海蜇丝120克，黄豆芽90克，韭菜100克，彩椒40克

●调料：盐、鸡粉、香油、食用油各少许

●做法：

①将彩椒洗净，切条；韭菜洗净，切段；黄豆芽洗净，切段。

②锅中注入清水烧开，倒入洗好的海蜇丝煮2分钟，再放入黄豆芽，淋少许食用油拌匀，煮1分钟，再放入彩椒、韭菜拌匀，煮半分钟。

③把煮熟的食材全部捞出，沥干水分后装入碗中，加入盐、鸡粉、香油，搅拌均匀，装入盘中即可。

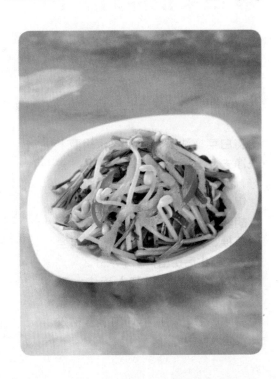

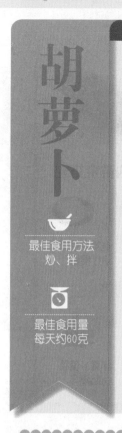

胡萝卜

最佳食用方法
炒、拌

最佳食用量
每天约60克

♻ 营养功效

胡萝卜营养丰富，富含胡萝卜素以及多种维生素等成分，其中所含的槲皮素、山奈酚，能有效增加冠状动脉血流量，降低血脂，起到降低血压、强心的作用。

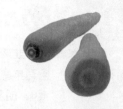

营养互补的黄金搭配

胡萝卜+白菜
养心润肺

胡萝卜+猪心
缓解神经衰弱

☢ 其他注意事项

胡萝卜买回来后可用报纸包好，放在阴暗处保存。如果将胡萝卜放置在温室环境下，尽量在1~2天内吃掉。

有损身体的禁忌搭配

胡萝卜+白萝卜
降低营养价值

胡萝卜+酒
损害肝脏

⊕ 白菜梗拌胡萝卜丝

● 原料：白菜梗120克，胡萝卜200克，青椒35克，蒜末、葱花各少许

● 调料：盐3克，鸡粉2克，生抽3毫升，陈醋6毫升，香油适量

● 做法：

① 将白菜梗洗净，切粗丝；胡萝卜洗净去皮，切细丝；青椒洗净，去籽，切丝。

② 锅中注水烧开，加入少许盐，倒入胡萝卜丝搅匀，煮1分钟，再放入白菜梗、青椒拌匀，煮半分钟至全部食材断生后捞出，沥干水分。

③ 把焯煮好的食材装入碗中，加盐、鸡粉、生抽、陈醋、香油，撒上蒜末、葱花，搅拌均匀至食材入味，盛入盘中即可。

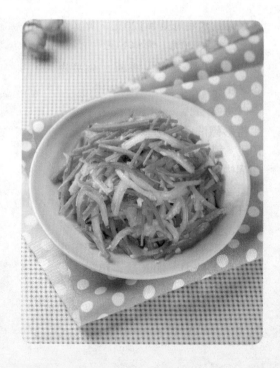

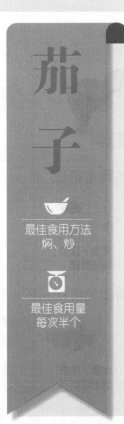

茄子

最佳食用方法
焖、炒

最佳食用量
每次半个

营养功效

茄子富含维生素E和维生素P，能有效对抗衰老，防止出血。茄子还富含钾，具有养心作用，可调节血压及心脏功能，预防心脏病和中风。

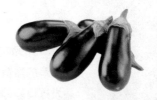

营养互补的黄金搭配

茄子+牛腩
维持正常血压

茄子+黄豆
通气顺肠

其他注意事项

切成块或切成片的茄子应该立即放入水中浸泡起来，待做菜时再捞起来滤干，可避免茄子变色。

有损身体的禁忌搭配

茄子+螃蟹
伤害肠胃

茄子+墨鱼
引起霍乱

茄子焖牛腩

●原料：茄子200克，红椒、青椒各35克，熟牛腩150克，姜片、蒜末、葱段各少许

●调料：豆瓣酱7克，盐3克，鸡粉2克，老抽2毫升，料酒4毫升，生抽6毫升，水淀粉、食用油各适量

●做法：
①茄子洗净去皮，切丁；青椒、红椒洗净，去籽切丁；熟牛腩切小块。
②热锅注油烧热，放入茄子丁拌匀，炸约1分钟后捞出，沥干。
③锅中注油烧热，放入姜片、蒜末、葱段爆香，倒入牛腩，淋料酒炒透。
④加豆瓣酱、生抽、老抽炒匀，注水，放入茄子、红椒、青椒，加盐、鸡粉调味，倒入水淀粉勾芡即可。

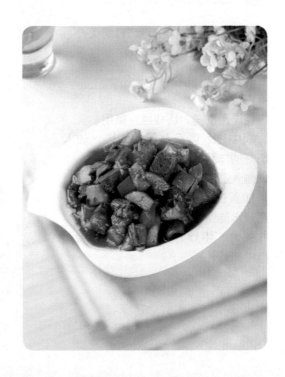

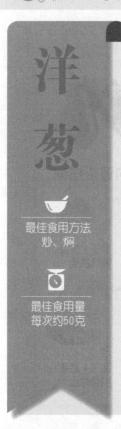

洋葱

最佳食用方法
炒、焖

最佳食用量
每次约50克

♻ 营养功效

洋葱的营养价值高，其含有的特有的刺激成分，能够发挥镇静神经、诱人入眠的神奇功效，所以洋葱能起到安神助眠的作用。同时，洋葱还可以降血脂，防治动脉硬化。

☢ 其他注意事项

有皮肤瘙痒性疾病和患有眼疾、眼部充血者不宜食用，肺、胃发炎者应少食洋葱。

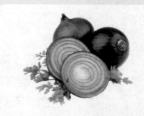

营养互补的黄金搭配

✓ 洋葱 + 大蒜
防癌抗癌

✓ 洋葱 + 红酒
降压降糖

有损身体的禁忌搭配

✗ 洋葱 + 蜂蜜
伤害眼睛

✗ 洋葱 + 海带
易形成结石

⊕ 红酒焖洋葱

●原料：洋葱200克，红酒120毫升

●调料：白糖3克，盐少许，水淀粉4克，食用油适量

●做法：

①将洋葱洗净，切成丝，备用。

②锅中注入适量食用油烧热，放入切好的洋葱，略炒片刻。

③倒入红酒，翻炒均匀。

④加入白糖、盐，炒匀调味，淋入适量水淀粉，快速翻炒匀。

⑤关火，将炒好的食材盛出，装入盘中即可。

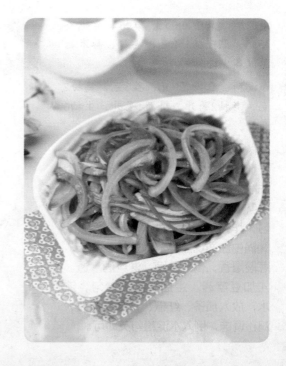

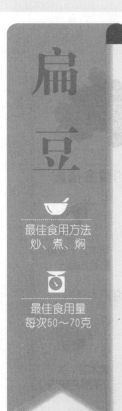

扁豆

最佳食用方法
炒、煮、焖

最佳食用量
每次50～70克

营养功效

扁豆中含有蛋白质、粗纤维、维生素A、B族维生素、维生素C和矿物质等，且具有高钾低钠的特点，常食有利于保护心脑血管，调节血压，起到补血养心的作用。

其他注意事项

尿路结石者忌食扁豆。扁豆可在炒前先焯水，这样更容易熟，并且颜色和口感更佳。

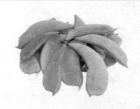

营养互补的黄金搭配

扁豆+花菜
补肾健脾胃

扁豆+鸡肉
填精补髓

有损身体的禁忌搭配

扁豆+橘子
导致高钾血症

扁豆+蛤蜊
腹痛、腹泻

扁豆鸡丝

●原料：扁豆100克，鸡胸肉180克，红椒20克，姜片、蒜末、葱段各少许

●调料：料酒3毫升，盐、鸡粉、水淀粉、食用油各适量

●做法：

①将扁豆择洗净，切丝；红椒洗净，去籽，切丝。

②鸡胸肉洗净，切丝，加盐、鸡粉、水淀粉、食用油，抓匀腌渍。

③锅中注水烧开，放入食用油、盐，倒入扁豆丝、红椒丝，焯煮断生后捞出。

④锅中注油烧热，倒入姜片、蒜末、葱段爆香，倒入鸡肉丝、淋料酒炒变色，倒入扁豆、红椒炒匀，加盐、鸡粉调味，淋入水淀粉炒匀即可。

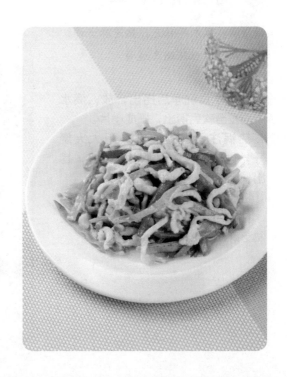

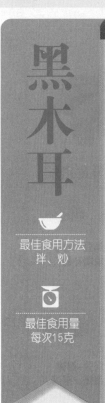

黑木耳

最佳食用方法
拌、炒

最佳食用量
每次15克

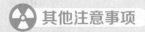 **营养功效**

黑木耳含铁、高蛋白和维生素，能有效治疗贫血。常吃黑木耳可抑制血小板凝聚，阻止血压中胆固醇沉积，降低血液中胆固醇的含量，对血管硬化、心脑血管病患者颇为有益。

其他注意事项

干木耳烹调前宜用温水泡发，泡发后仍然紧缩在一起的部分不宜吃。

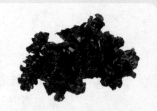

营养互补的黄金搭配

✓ 黑木耳 + 芝麻
益气补血

✓ 黑木耳 + 豆角
防治高血压

有损身体的禁忌搭配

✗ 黑木耳 + 田螺
不利于消化

✗ 黑木耳 + 茶
不利铁的吸收

陈醋黑木耳

● 原料：黑木耳40克，熟芝麻少许
● 调料：盐、陈醋各适量
● 做法：
① 将黑木耳洗净后捞出，放入清水中泡发至软后捞出，撕成小片。
② 热锅注入适量清水，用大火烧开，再放入黑木耳焯烫5分钟，捞出，沥干水分。
③ 将焯烫好的黑木耳放入盘中。
④ 往盘中加盐、陈醋，拌匀，撒上熟芝麻即可。

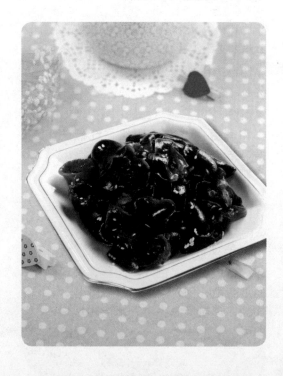

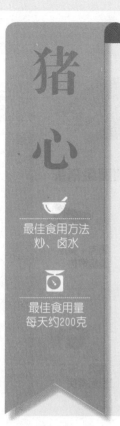

猪心

最佳食用方法
炒、卤水

最佳食用量
每天约200克

♻ 营养功效

猪心味甘、咸，性平，归心经。猪心的营养丰富，多用于补血补虚、养心安神、定惊等多种症状中，适合出现心虚失眠、惊悸、盗汗、精神恍惚等症的患者食用。

☢ 其他注意事项

高胆固醇血症者忌食猪心。买回来的猪心应立即用面粉抓匀，放置片刻，再用清水洗净，这样烹炒出来的猪心不仅无异味，且味道鲜美。

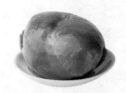

营养互补的黄金搭配

✔ 猪心+包菜
安神助眠

✔ 猪心+丝瓜
补心补血

有损身体的禁忌搭配

✘ 猪心+吴茱萸
对健康有害

✘ 猪心+茶叶
造成便秘

🍴 丝瓜炒猪心

●原料：丝瓜120克，猪心110克，胡萝卜片、姜片、蒜末、葱段各少许

●调料：盐、鸡粉各2克，蚝油5克，料酒4毫升，水淀粉、食用油各适量

●做法：

①将丝瓜洗净去皮，切块，焯水；猪心洗净，切片，加盐、鸡粉、料酒、水淀粉拌匀，腌渍10分钟至入味。

②再倒入猪心搅匀，汆煮约半分钟后捞出，沥干水分，备用。

③锅中注油烧热，倒入胡萝卜片、姜片、蒜末、葱段爆香，放入丝瓜、猪心炒匀，放入蚝油，加鸡粉、盐调味。

④倒入适量水淀粉勾芡，至全部食材入味即可。

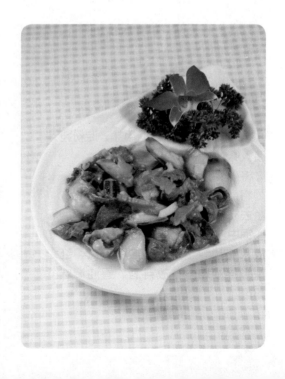

鸡肉

最佳食用方法
炒、煮、烩

最佳食用量
每次100克

♻ 营养功效

鸡肉中含有丰富的蛋白质、脂肪，能有效降低胆固醇，减少心脏病发作的概率，起到养心的作用。鸡肉中含有钙、磷、铁及丰富的维生素等，具有补血养颜的功效。

☢ 其他注意事项

鸡屁股是淋巴最为集中的地方，也是储存病菌、病毒和致癌物的"仓库"，应该丢弃。

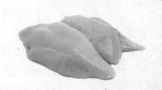

营养互补的黄金搭配

| 鸡肉＋西红柿
降压、补气 | 鸡肉＋黄瓜
消脂散热 |

有损身体的禁忌搭配

| 鸡肉＋芹菜
易伤元气 | 鸡肉＋李子
引起痢疾 |

⊕ 小黄瓜炒鸡

●**原料：**鸡胸肉、小黄瓜各200克，干红辣椒10克

●**调料：**盐、葱、姜、淀粉、料酒、香油、食用油各适量

●**做法：**

①将鸡胸肉洗净切片，用盐、淀粉腌渍入味。

②将小黄瓜洗净，切条。

③将葱、干红辣椒洗净切段；姜洗净去皮，切片。

④锅中注油烧热，爆香葱段、姜片，放入鸡片炒至变白，加小黄瓜、红辣椒拌炒均匀，放料酒、香油调味即可。

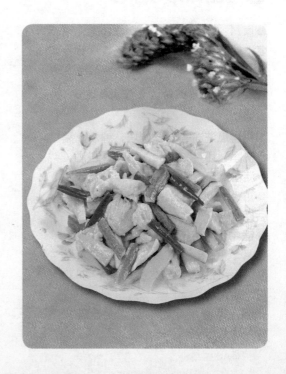

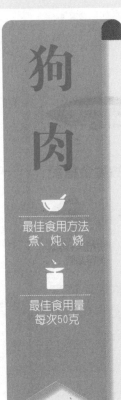

狗肉

最佳食用方法
煮、炖、烧

最佳食用量
每次50克

♻ 营养功效

狗肉中含有丰富的蛋白质和脂肪，还含有维生素A、维生素E以及铁、锌、钙等多种矿物质。其中所含的少量稀有元素对治疗心脑缺血性疾病、调整高血压有一定益处。

☢ 其他注意事项

咳嗽、感冒、发热、腹泻、阴虚火旺者等均不宜食用狗肉。

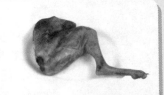

营养互补的黄金搭配

狗肉+豆腐
壮腰补肾

狗肉+白萝卜
清热、滋阴

有损身体的禁忌搭配

狗肉+鳝鱼
温热助火

狗肉+生姜
导致腹痛

🍴 白萝卜烧狗肉

●原料：狗肉500克，白萝卜300克

●调料：盐3克，鸡精5克，红油、蒜片、八角、葱各10克，豆瓣酱15克，食用油适量

●做法：

①狗肉洗净，斩件；白萝卜洗净，切块。

②白萝卜在锅中煮10分钟，垫入煲底，备用。

③将狗肉汆水，捞起备用。

④将蒜片、豆瓣酱、八角、葱入油锅爆香，再下入狗肉，翻炒香，加盐、鸡精、红油，焖40分钟入味即可。

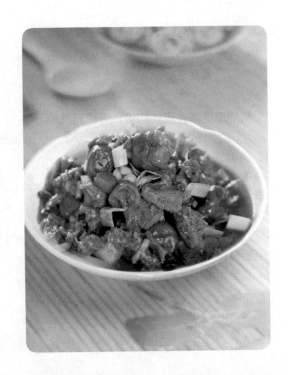

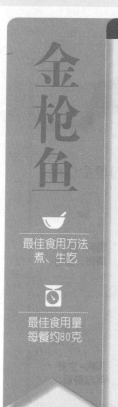

金枪鱼

最佳食用方法
煮、生吃

最佳食用量
每餐约80克

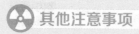

营养功效

金枪鱼的背部含有大量的EPA，而前中腹部含有丰富的DHA，还含有大量肌红蛋白和细胞色素等色素蛋白，具有降低血压、胆固醇的功效，是防治心血管疾病的理想食物。

其他注意事项

孕妇不宜食用金枪鱼。肝硬化病人也不宜食用金枪鱼，会使病情加重。

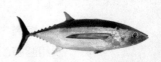

营养互补的黄金搭配

✓ 金枪鱼+紫菜
健脑益智

✓ 金枪鱼+南瓜
美容减肥

有损身体的禁忌搭配

✗ 金枪鱼+黄瓜
不利铁的吸收

金枪鱼南瓜粥

●原料：金枪鱼肉70克，南瓜40克，秀珍菇30克，水发大米100克

●调料：盐适量

●做法：

①将南瓜洗净去皮，切粒；秀珍菇洗净，切丝；金枪鱼肉洗净，切丁。

②锅中注入适量清水烧开，倒入洗净的大米拌匀，大火烧开后转小火煮约10分钟。

③倒入金枪鱼肉、南瓜、秀珍菇拌匀，加盐调味，用小火煮约25分钟至所有食材熟透。

④煮至粥浓稠，再盛出即可。

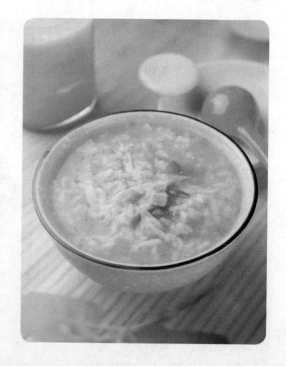

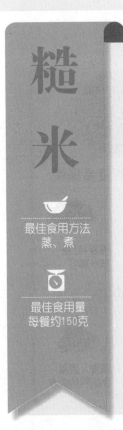

糙米

最佳食用方法
蒸、煮

最佳食用量
每餐约150克

♺ 营养功效

糙米富含蛋白质、碳水化合物、膳食纤维、纤维素、维生素、矿物质等，具有减肥、降低胆固醇、保护心脏、健脑益智等多种功能，适当食用，具有补血养心的作用。

☢ 其他注意事项

糙米口感较粗，质地紧密，肠胃消化功能弱的人尽量少食。蒸饭时可搭配部分糯米以改善口感。

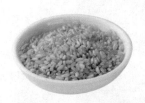

营养互补的黄金搭配

✔ 糙米+鱼
预防慢性病

✔ 糙米+红薯
预防便秘

有损身体的禁忌搭配

✖ 糙米+牛奶
破坏维生素A

⊕ 糙米绿豆红薯粥

●原料：水发糙米200克，水发绿豆35克，红薯170克，枸杞少许

●做法：

①将红薯洗净，去皮，切小块；枸杞洗净。

②锅中注入适量清水烧开，倒入洗净的糙米、绿豆，搅拌均匀，大火烧开后，用小火煮约60分钟。

③倒入红薯、枸杞，搅拌均匀，用小火续煮15分钟至食材熟透。

④关火后盛出煮好的粥，装入碗中即可。

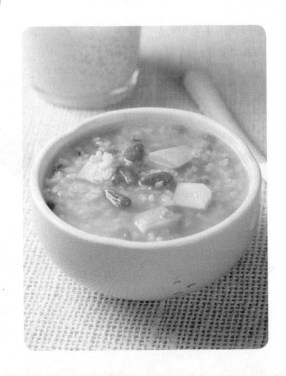

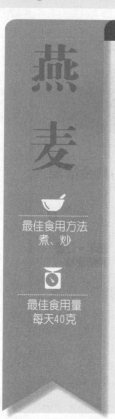

燕麦

最佳食用方法
煮、炒

最佳食用量
每天40克

♻ 营养功效

　　燕麦富含亚油酸、燕麦胶和可溶性纤维，能降低血清中总胆固醇、甘油三酯等物质的含量，能消除沉积在血管壁上的低密度脂蛋白，防治动脉粥样硬化。

☢ 其他注意事项

　　一次不宜食用太多，否则会造成胃痉挛或腹胀；过多食用燕麦还容易引起滑肠、催产，所以孕妇应该忌食燕麦。

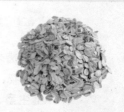

营养互补的黄金搭配

✔ 燕麦＋南瓜
补充钙质

✔ 燕麦＋红豆
养肤美容

有损身体的禁忌搭配

✘ 燕麦＋红薯
胃痉挛、胀气

✘ 燕麦＋菠菜
影响钙的吸收

⊕ 南瓜燕麦粥

● 原料：南瓜190克，燕麦90克，水发大米150克

● 调料：白糖20克，食用油适量

● 做法：

① 将南瓜洗净，去皮、瓤后装盘，放入烧开的蒸锅中，用中火蒸10分钟至熟后取出，用刀剁成泥状，备用。

② 锅注入适量清水，用大火烧开，倒入水发好的大米拌匀，再加少许食用油拌匀，用小火煲20分钟至大米熟烂。

③ 放入南瓜泥、燕麦拌匀，用大火煮沸，加白糖拌匀，煮至溶化后盛入碗中即可。

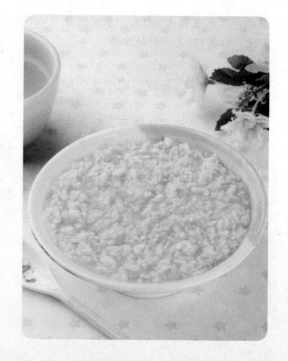

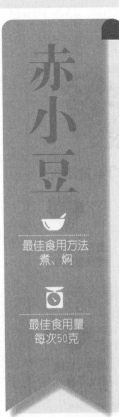

赤小豆

最佳食用方法
煮、焖

最佳食用量
每次50克

✿ 营养功效

赤小豆性平，味甘、酸，含有叶酸等多种营养成分，能起到利尿消肿、催乳、降压减脂、降血糖等作用，适用于高血压、心脏病、肾病、水肿等多种症状。

☢ 其他注意事项

尿多之人以及被蛇咬者不宜食用赤小豆。赤小豆不宜煮熟，煮时可适当延长时间。

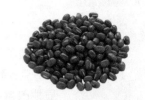

营养互补的黄金搭配

✔ 赤小豆+茉莉花
补心、益气

✔ 赤小豆+白茅根
增强利尿作用

有损身体的禁忌搭配

✘ 赤小豆+盐
药效减半

✘ 赤小豆+羊肝
引起身体不适

⊕ 赤小豆茉莉粥

● 原料：赤小豆、红枣各20克，茉莉花8克，大米80克

● 调料：白糖4克

● 做法：

①将大米、赤小豆均用清水洗净，再泡发。

②红枣洗净，去核，切片。

③茉莉花洗净，备用。

④锅置火上，倒入清水，放入大米与赤小豆，用大火煮开。

⑤再加入红枣、茉莉花同煮至粥呈浓稠状，调入白糖拌匀，出锅即可食用。

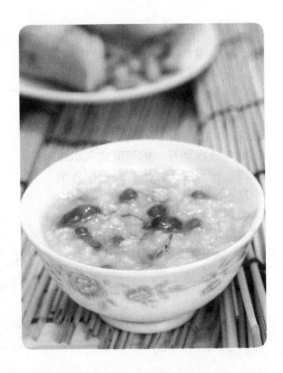

黄豆

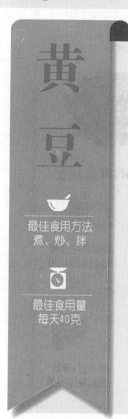

最佳食用方法
煮、炒、拌

最佳食用量
每天40克

♻ 营养功效

黄豆中含有大豆蛋白质、豆固醇和大豆磷脂，能明显地改善和降低血脂和胆固醇，降低患心血管疾病的概率，有保持血管弹性、健脑、防止脂肪肝形成的作用。

☢ 其他注意事项

有消化功能不良、胃脘胀痛、腹胀等慢性消化道疾病的人应少食黄豆。

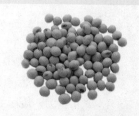

营养互补的黄金搭配

✓ 黄豆+花生
丰胸补乳

✓ 黄豆+芥蓝
增强免疫力

有损身体的禁忌搭配

✗ 黄豆+虾皮
影响钙吸收

✗ 黄豆+核桃
消化不良

⊕ 芥蓝拌黄豆

● 原料：芥蓝50克，黄豆200克

● 调料：盐2克，醋3毫升、味精1克，香油适量，红辣椒4克

● 做法：
① 将芥蓝去皮洗净，切成小段；黄豆洗净；红辣椒洗净，切段。
② 锅内注水烧开，把芥蓝放入水中焯过，捞起控干；再将黄豆放入水中煮熟，捞出。
③ 将黄豆、芥蓝放入碗中，将盐、醋、味精、香油、红辣椒段混合调成汁，浇在菜上即可。

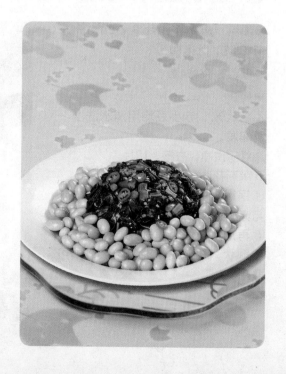

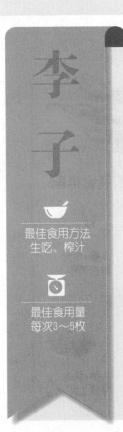

李子

最佳食用方法
生吃、榨汁

最佳食用量
每次3～5枚

♻ 营养功效

李子的核仁中含有苦杏仁苷以及大量的脂肪油，能起到明显的利水、降低血压的作用，能保护心脏，对心脏病、高血压、小便不利、便秘等患者有益。

☢ 其他注意事项

脾胃虚弱、胃酸过多、溃疡、消化不良等消化道疾病患者不宜食用李子。

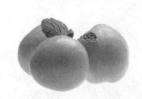

营养互补的黄金搭配

李子+香蕉
美容养颜

李子+胡萝卜
抗衰老

有损身体的禁忌搭配

李子+鸭蛋
伤脾胃

李子+鸡蛋
引起中毒

⊕ 胡萝卜西瓜李子汁

●原料：胡萝卜200克，西瓜150克，李子50克，蜂蜜适量

●做法：

①将西瓜洗净，去皮、籽；将胡萝卜洗净，切块；李子洗净去皮、核，切块。

②将西瓜、胡萝卜、李子一起榨成果汁并倒入杯中。

③加入蜂蜜拌匀即可。

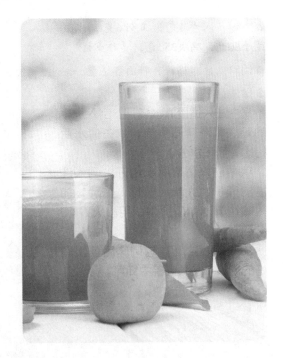

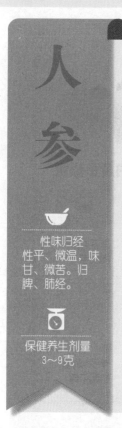

人参

性味归经
性平、微温，味甘、微苦。归脾、肺经。

保健养生剂量
3～9克

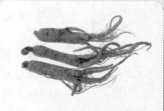

♻ 营养功效

人参有大补元气、复脉固脱、补脾益肺、生津安神等功效，其含有的人参皂苷对脂质代谢有促进作用，可降低血中的胆固醇，适用于肢冷脉微、惊悸失眠等多种病症。

☢ 其他注意事项

人参不宜与茶叶、咖啡、白萝卜一起食用；高血压者不宜食用人参；青少年不宜用人参来进补。

营养互补的黄金搭配

✔ **人参+山药** 降低胆固醇

✔ **人参+鸡肉** 养血调经

有损身体的禁忌搭配

✖ **人参+葡萄** 导致腹泻

✖ **人参+兔肉** 导致上火

⊕ 人参玉竹莲子鸡汤

●**原料：** 人参4克，玉竹6克，水发莲子60克，鸡块350克，姜片少许

●**调料：** 盐、鸡粉、料酒各适量

●**做法：**

①锅中注入适量清水烧开，倒入洗净的鸡块，淋料酒煮沸，汆去血水后捞出，沥干水分。

②锅中注入适量清水烧开，倒入洗净的莲子、人参、玉竹、姜片，加入鸡块，淋料酒拌匀，用小火炖40分钟至熟。

③加鸡粉、盐，拌匀调味后盛出煮好的汤料，装入汤碗中即可。

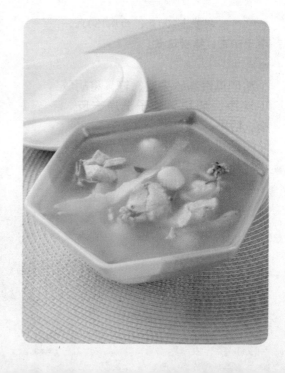

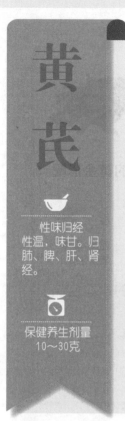

黄芪

性味归经
性温，味甘。归
肺、脾、肝、肾
经。

保健养生剂量
10~30克

营养功效

黄芪中的有效成分具有扩张冠状动脉和外周血管的作用，从而减低血管阻力，可降低血压。黄芪具有补气固表、利尿脱毒、生肌等功效，可用于表虚自汗、消渴等症状。

其他注意事项

气滞湿阻、痈疽热毒明显时，忌用黄芪。

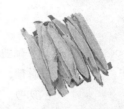

营养互补的黄金搭配

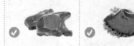

✓ 黄芪+羊肉
补气固表

✓ 黄芪+猪肝
补益气血

有损身体的禁忌搭配

✗ 黄芪+藜芦
降低药效

羊肉鱼鳔黄芪汤

● 原料：羊肉300克，鱼鳔100克，黄芪15克，姜片少许

● 调料：料酒20毫升，盐3克，鸡粉2克

● 做法：

① 将羊肉洗净，切成丁。

② 锅中注水烧开，淋入料酒，倒入羊肉丁煮沸，加入洗净的鱼鳔，汆去血水，捞出全部食材沥干。

③ 锅中加水烧开，倒入羊肉、鱼鳔，放入姜片、黄芪、料酒，用大火烧开，再转小火煮至食材熟透。

④ 加盐、鸡粉调味，略煮片刻至食材入味，装入碗中即可。

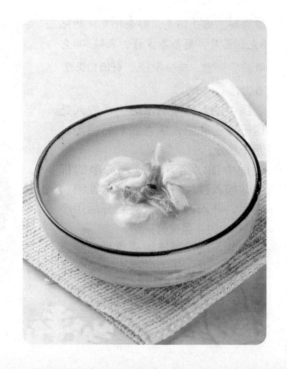

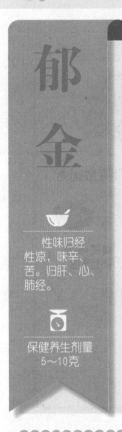

郁金

性味归经
性凉，味辛、苦。归肝、心、肺经。

保健养生剂量
5～10克

♻ 营养功效

郁金具有行气活血、疏肝解郁、清心开窍、清热凉血的功效，主治胸胁胀痛、脘腹疼痛、月经不调、痛经、闭经、跌打损伤、热病神昏、血热吐衄、血淋、黄疸等病症。

☢ 其他注意事项

阴虚失血及无气滞血瘀者不宜服用郁金；孕妇需慎服郁金。

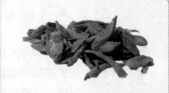

营养互补的黄金搭配

✓ 郁金+当归
活血化瘀

✓ 郁金+乳鸽
增强免疫

有损身体的禁忌搭配

✗ 郁金+丁香
对健康不利

⊕ 佛手郁金炖乳鸽

● **原料**：佛手15克，郁金10克，枸杞8克，姜片、葱条各少许，乳鸽300克

● **调料**：盐、鸡粉各2克，料酒10毫升

● **做法**：

①锅中注入适量清水烧热，放入处理干净的乳鸽，汆去血水后捞出，沥干水分。

②锅中加水烧开，放入洗净的郁金，加入姜片、葱条，放入乳鸽、佛手，淋入料酒，大火烧开后用小火炖1小时，至食材熟透。

③加盐、鸡粉调味，略煮片刻至食材入味，挑出汤中的葱条，装入汤碗中即可。

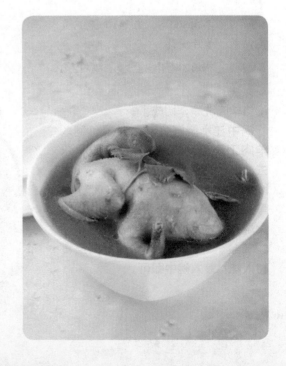

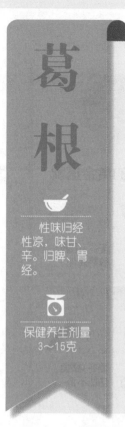

葛根

性味归经
性凉，味甘、辛。归脾、胃经。

保健养生剂量
3～15克

♻ 营养功效

葛根中的总黄酮和葛根素可以改善心肌的氧代谢，扩张血管，改善微循环，降低血管阻力，可防治动脉硬化、心肌梗死等病症，起到养心的作用。

☢ 其他注意事项

夏日表虚汗者不宜食用；服用葛根期间忌食刺激性食物；葛根性凉，易于动呕，胃寒者应当慎用葛根。

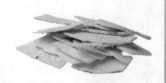

营养互补的黄金搭配

✔ 葛根+田鸡
利尿通淋

✔ 葛根+百合
滋阴清热

有损身体的禁忌搭配

✘ 葛根+杏仁
导致身体不适

🍲 百合葛根粳米粥

●**原料：** 百合35克，葛根160克，水发粳米150克

●**调料：** 盐2克

●**做法：**

① 将葛根洗净去皮，切小块。

② 锅中注入适量清水烧开，倒入洗净的大米。

③ 放入葛根块，搅散，用大火烧开后转小火煮30分钟至米粒熟软。

④ 放入洗净的百合拌匀，小火续煮约15分钟至食材熟透。

⑤ 加盐调味，续煮至食材入味，装入碗中即可。

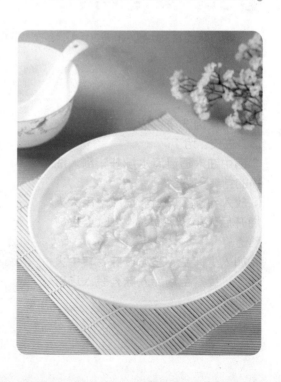

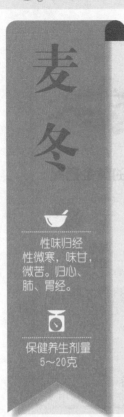

麦冬

性味归经
性微寒，味甘，
微苦。归心、
肺、胃经。

保健养生剂量
5~20克

♻ 营养功效

麦冬具有养阴生津、润肺清心、补血养心的作用，用于肺燥干咳、阴虚痨嗽、喉痹咽痛、津伤口渴、内热消渴、心烦失眠、肠燥便秘。

☢ 其他注意事项

麦冬不宜用于脾虚运化失职引起的水湿、寒湿、痰浊及气虚明显的病症。

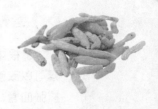

营养互补的黄金搭配

✓ 麦冬+甲鱼
清热解毒

✓ 麦冬+山药
养阴润肺

有损身体的禁忌搭配

✗ 麦冬+黑木耳
引起胸闷不适

✗ 麦冬+鲫鱼
功能不协

⊕ 党参麦冬瘦肉汤

●原料：猪瘦肉350克，山药200克，党参15克，麦冬10克

●调料：盐、鸡粉各少许

●做法：

①将猪瘦肉洗净，切成丁；山药洗净，去皮，切丁。

②锅中注入适量清水烧开，倒入洗净的党参、麦冬。

③放入瘦肉丁、山药搅散，用大火烧开后转小火炖煮约1小时至食材熟透。

④加入少许盐、鸡粉调味，转中火拌匀，续煮至汤汁入味，装入汤碗中即可。

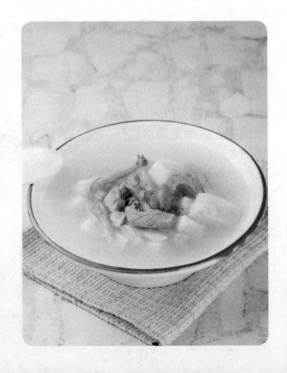

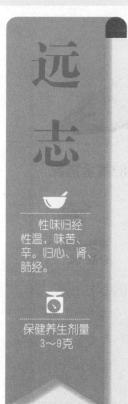

远志

性味归经
性温，味苦、辛。归心、肾、肺经。

保健养生剂量
3～9克

♻ 营养功效

远志中含有植物皂苷、糖脂类等营养素，具有安神益智、祛痰、消肿的功能，可用于心肾不交引起的失眠、多梦、健忘、惊悸等症，有很好的解郁、养心血的作用。

☢ 其他注意事项

得胃病的患者不宜服用远志。

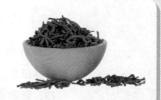

营养互补的黄金搭配

✓ 远志+菖蒲
可治疗心痛

✓ 远志+益智仁
可治小便赤浊

有损身体的禁忌搭配

✗ 远志+生菜
对健康不利

⊕ 远志菖蒲猪心汤

● **原料：** 远志15克，菖蒲15克，姜片20克，猪心250克，胡萝卜100克，葱段少许

● **调料：** 料酒10毫升，盐、鸡粉各2克

● **做法：**

①将胡萝卜洗净切花刀，再切片；猪心处理干净，切片；菖蒲、远志均洗净，放入隔渣袋中，收紧袋口。

②锅中注水烧开，淋入料酒，倒入猪心，汆去血水，捞出沥干。

③锅中加水烧开，放入隔渣袋、姜片、猪心、料酒，炖至猪心熟软。

④倒入胡萝卜，续炖至食材熟透，加盐、鸡粉调味，捞出隔渣袋，煮至食材入味，再放入葱段即可。

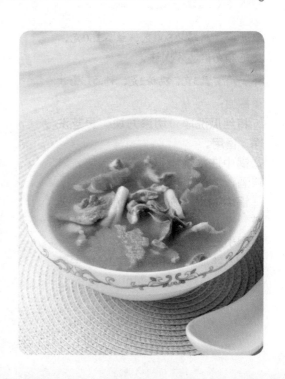

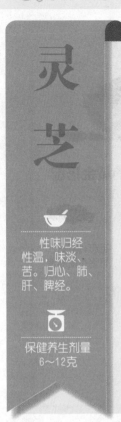

灵芝

性味归经
性温，味淡、苦。归心、肺、肝、脾经。

保健养生剂量
6～12克

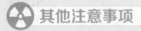

♻ 营养功效

灵芝被誉为"仙草""瑞草"，具有益气血、安心神、健脾胃等功效，主要用于治疗虚劳、心悸、失眠、头晕、神疲乏力、久咳气喘、冠心病、矽肺、肿瘤等病症。

☢ 其他注意事项

市场上散装的灵芝最好清洗后再服用。熬煮可先用冷水泡一会儿，以便更好地析出其药性。

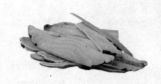

营养互补的黄金搭配

 ✔
灵芝+鹌鹑
补血益精

 ✔
灵芝+猪蹄
补益气血

有损身体的禁忌搭配

 ✘
灵芝+浓茶
降低功效

⊕ 猪蹄煲灵芝

● 原料：猪蹄块500克，丝瓜150克，灵芝20克，姜片少许

● 调料：盐3克，鸡粉2克，料酒15毫升

● 做法：

① 将丝瓜洗净，切滚刀块；灵芝洗净，备用。

② 锅中注水烧热，倒入猪蹄块，淋料酒，汆去血渍，捞出沥干。

③ 锅中加水烧开，倒入猪蹄块、灵芝、姜片，淋料酒提味，大火煮沸后用小火煮至食材熟透。

④ 倒入丝瓜，转中火续煮2分钟至熟软，加盐、鸡粉调味即可。

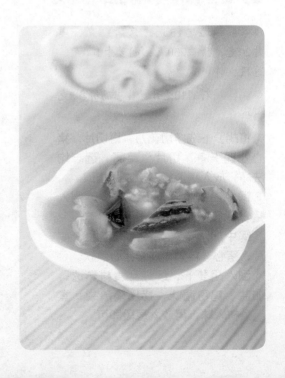

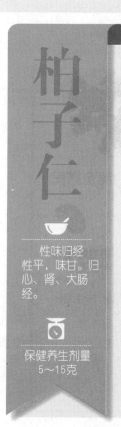

柏子仁

性味归经
性平，味甘。归心、肾、大肠经。

保健养生剂量
5～15克

营养功效

柏子仁能起到益气血、利四肢、强腰脚、除湿痹的作用，适当服用，有助于养心安神、润肠通便，适用于虚烦不眠、肠燥便秘等症。

其他注意事项

柏子仁易走油变化，不宜曝晒；大便溏薄痰多者不宜食柏子仁。

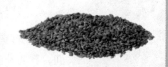

营养互补的黄金搭配

✓ 柏子仁+猪心
益气血

✓ 柏子仁+防风
可治肝气虚寒

有损身体的禁忌搭配

✗ 柏子仁+菊花
对身体不利

柏子仁猪心汤

●**原料：** 猪心100克，柏子仁8克，姜片、葱花各少许

●**调料：** 盐、鸡粉各2克，胡椒粉少许，料酒6毫升

●**做法：**

① 将猪心洗净，切片，放入沸水中，淋料酒拌匀，用大火煮约1分钟氽去血水后捞出，沥干水分。

② 锅中注入适量清水烧开，倒入猪心和洗净的柏子仁，撒上姜片，淋料酒提味，大火煮沸后用小火煲煮20分钟，至食材熟透。

③ 加盐、鸡粉、胡椒粉调味，用中火续煮至汤汁入味，盛出装碗，撒上葱花即可。

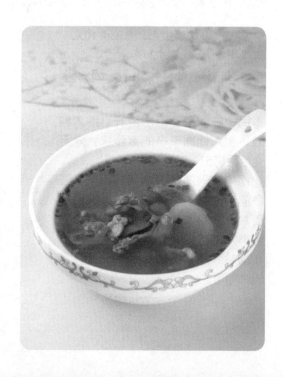

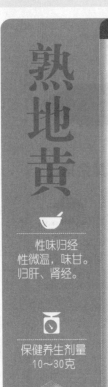

熟地黄

性味归经
性微温，味甘。
归肝、肾经。

保健养生剂量
10～30克

♻ 营养功效

　　熟地黄能起到滋阴补血、养心补虚、益精填髓的功效，用于骨蒸潮热、内热消渴、血虚萎黄、心悸怔忡等多种症状，是治疗糖尿病、高血压等症的常用药材。

☢ 其他注意事项

　　凡外感伤寒、消化不良、脾胃虚寒、大便泄泻者不宜服用熟地黄。

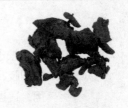

营养互补的黄金搭配

✓ 熟地黄+排骨
补血滋阴

✓ 熟地黄+猪腰
补血强身

有损身体的禁忌搭配

✗ 熟地黄+白萝卜
失去药效

😊 肉苁蓉熟地黄猪腰汤

● 原料：肉苁蓉10克，熟地黄10克，猪腰块180克，姜片20克

● 调料：料酒18毫升，盐3克，鸡粉2克

● 做法：

① 锅中注入适量清水烧开，淋入料酒，倒入处理干净的猪腰块，氽至变色后捞出，装入盘中。

② 锅中注入适量清水烧开，倒入洗净的肉苁蓉、熟地黄，放入猪腰、姜片，淋料酒拌匀，大火烧开后，用小火炖30分钟至食材熟透。

③ 加盐、鸡粉调味，盛出，装入汤碗中即可。

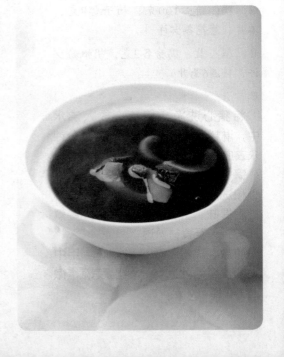

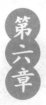

第六章

疏肝理气食养方

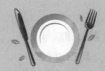

肝与胆相为表里，开窍于目，肝主藏血，主疏泄，有贮藏和调节血液的功能。肝脏是人体最大的实质性脏器，是促进全身新陈代谢的器官，具有双重血液供应功能，其血液供应非常丰富。养好肝脏，有助于疏肝理气。

本章将根据《黄帝内经》介绍一些能起到疏肝理气功效的常见食材、中药材，并列举相应的食养方。

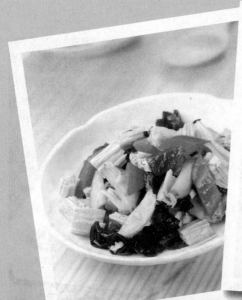

《黄帝内经》

"肝者，将军之官，谋虑出焉。"

"肝热病者，左颊先赤。"

"小便先黄，腹痛多卧，身热。热争则狂言及惊，胁满痛，手足躁，不得安卧。"

"肝色青，宜食甘，小米、牛奶、银耳皆甘。"

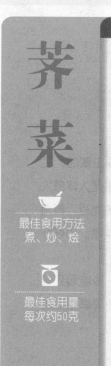

荠菜

最佳食用方法
煮、炒、烩

最佳食用量
每次约50克

♻ 营养功效

　　荠菜含有维生素A、B族维生素、维生素C等，具有健脾利水、止血解毒、清肝明目的作用，经常食用还可以使胃肠道清洁，不但可以降低人体中的胆固醇含量，还可以降压。

☢ 其他注意事项

　　荠菜比较鲜嫩，不宜炒制过久，以免影响口感；此外，荠菜不宜保存，建议现买现食。

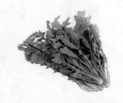

营养互补的黄金搭配

✓ 荠菜+虾仁
健脾养胃

✓ 荠菜+鸡蛋
缓解眩晕头痛

有损身体的禁忌搭配

✗ 荠菜+山楂
容易引起腹泻

✗ 荠菜+鸭梨
引起呕吐

⊕ 荠菜草菇烩虾仁

● 原料：草菇、荠菜各200克，虾仁100克

● 调料：盐3克，鸡精2克

● 做法：

① 将草菇用清水洗净，再放入清水中浸泡片刻，再捞出，沥干水分，备用。

② 荠菜洗净，切碎。

③ 虾仁洗净，备用。

④ 热锅下油烧热，放入虾仁稍炒，捞出，再放入草菇和荠菜翻炒。

⑤ 再入虾仁、清水炒熟，加入盐和鸡精炒匀调味即可。

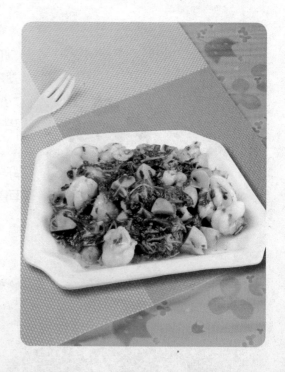

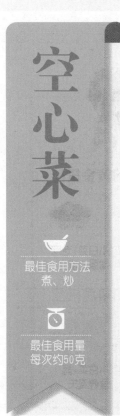

空心菜

最佳食用方法
煮、炒

最佳食用量
每次约50克

♻ 营养功效

空心菜中的粗纤维含量极为丰富，能使体内有毒物质加速排泄，有助于保护肝脏。同时，空心菜还含有丰富的维生素C和胡萝卜素，有助于增强体质，防病抗病。

☢ 其他注意事项

空心菜含钾较高，有很好的降血压作用，但是低血压患者要少吃。

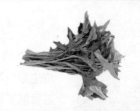

营养互补的黄金搭配

空心菜+白萝卜
治肺热、咳嗽

空心菜+红椒
解毒降压

有损身体的禁忌搭配

空心菜+牛奶
影响钙质吸收

空心菜+乳酪
影响钙质吸收

🍲 椒丝空心菜

- **原料：** 空心菜400克，红椒1个
- **调料：** 鸡精3克，蚝油5克，蒜蓉10克，食用油3克
- **做法：**

①将空心菜用清水洗净，去掉头部，再切成段。

②将红椒洗净，切丝，备用。

③将锅置于火上，倒入适量食用油，用大火烧热，放入蒜蓉爆香。

④再将空心菜、红椒倒入锅中略炒，加入鸡精、蚝油炒匀即可。

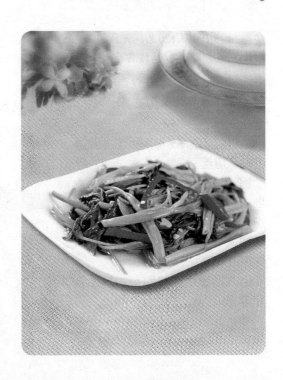

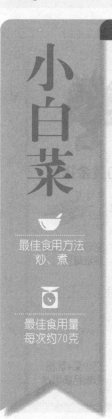

小白菜

最佳食用方法
炒、煮

最佳食用量
每次约70克

♻ 营养功效

小白菜中含有粗纤维、维生素以及多种矿物质，能促进骨骼发育，加速新陈代谢，增强造血功能。

☢ 其他注意事项

小白菜不宜生食，食用前应先用水焯一下。用小白菜制作菜肴，炒、熬时间不宜过长，以免损失营养。

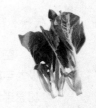

营养互补的黄金搭配

✔ 小白菜+黄豆芽
补充营养

✔ 小白菜+芝麻
增强免疫力

有损身体的禁忌搭配

✘ 小白菜+兔肉
引起腹泻

✘ 小白菜+醋
营养流失

⊕ 小白菜炒黄豆芽

● 原料：小白菜120克，黄豆芽70克，红椒25克，蒜末、葱段各少许

● 调料：盐2克，鸡粉2克，水淀粉、食用油各适量

● 做法：

①将小白菜洗净，切段；红椒洗净，去籽，切丝。

②锅中注油烧热，放入蒜末爆香，倒入黄豆芽炒匀，放入小白菜、红椒，炒至熟软。

③加入适量盐、鸡粉调味，放入少许葱段炒匀。

④倒入适量水淀粉勾芡，炒出香味即可。

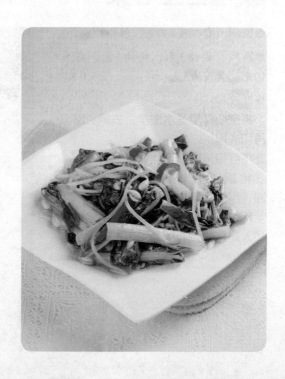

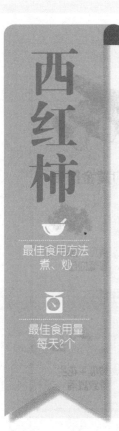

西红柿

最佳食用方法
煮、炒

最佳食用量
每天2个

营养功效

西红柿中含有番茄红素、胡萝卜素、维生素C、B族维生素和钙、镁、铁等多种元素，能起到抑制细菌、止血、降压、利尿、生津止渴、清热解毒的功效。

其他注意事项

进食西红柿以及用西红柿制成的番茄酱具有绝佳的防癌作用。糖尿病患者慎食西红柿酱。

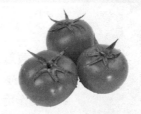

营养互补的黄金搭配

西红柿+芹菜
健胃消食

西红柿+鸡蛋
补血养颜

有损身体的禁忌搭配

西红柿+红薯
引起呕吐

西红柿+鱼肉
抑制营养吸收

西红柿炒鸡蛋

● 原料：西红柿200克，鸡蛋2个

● 调料：白糖10克，盐3克，食用油少许

● 做法：

① 将西红柿洗净切块；鸡蛋打入碗内，加入少许盐搅匀。

② 锅放油烧热，将鸡蛋倒入，炒成散块，盛出。

③ 锅中再放油烧热，放入西红柿翻炒，再放入炒好的鸡蛋，翻炒均匀，加入白糖、盐，翻炒均匀即可。

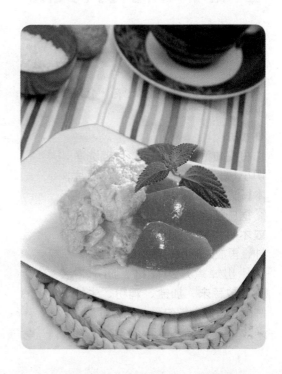

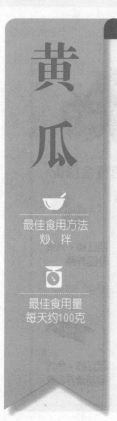

黄瓜

最佳食用方法
炒、拌

最佳食用量
每天约100克

♻ 营养功效

黄瓜的营养丰富，具有利尿祛湿、降脂、止痛、促消化的作用，还能防止酒精中毒，对酒精性肝硬化患者能起到一定的辅助治疗作用，有助于保护肝脏不受损害。

☢ 其他注意事项

黄瓜尾部含有较多的苦味素，苦味素具有抗癌的作用，所以不宜把黄瓜的尾部全部去掉。

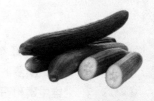

营养互补的黄金搭配

黄瓜+大蒜
排毒瘦身

黄瓜+黑木耳
降低血压

有损身体的禁忌搭配

黄瓜+柑橘
破坏维生素C

黄瓜+花生
导致腹泻

✛ 黑木耳腐竹拌黄瓜

●**原料**：水发黑木耳40克，腐竹80克，黄瓜100克，彩椒50克，蒜末少许

●**调料**：盐3克，鸡粉少许，生抽4毫升，陈醋5毫升，香油2克，食用油少许

●**做法**：

①将腐竹泡发，切段；彩椒洗净，切小块；黄瓜洗净，去瓤，切片；木耳洗净，切小块。

②锅中注水烧开，放盐和食用油，放木耳煮沸，加腐竹拌匀，煮1分钟，再放入彩椒、黄瓜略煮片刻。

③捞出焯煮好的食材，沥干，装碗，放蒜末，加盐、鸡粉、生抽、陈醋、香油，拌匀至入味即可。

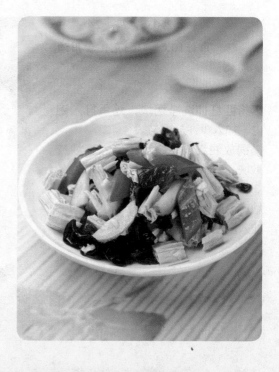

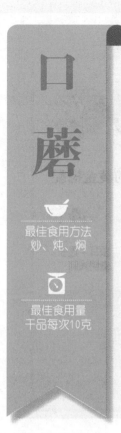

口蘑

最佳食用方法
炒、炖、焖

最佳食用量
干品每次10克

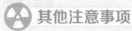

♻ 营养功效

口蘑中含有多种抗病毒成分，这些成分对辅助治疗由病毒引起的疾病有很好效果，不但可以抵抗病毒侵害的物质，有助于保护肝脏，而且在一定程度上避免病毒危害肝脏功能。

☢ 其他注意事项

市场上有泡在液体中的袋装口蘑，食用前一定要多漂洗几遍，以去掉某些化学物质；口蘑宜配肉菜食用，制作菜肴不用放味精或鸡精。

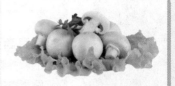

营养互补的黄金搭配

口蘑+荷兰豆
补中益气

口蘑+鹌鹑蛋
防治肝炎

有损身体的禁忌搭配

口蘑+野鸡肉
引发痔疮

⊕ 蚝汁口蘑荷兰豆

● **原料：** 口蘑100克，荷兰豆100克，彩椒50克，熟白芝麻少许

● **调料：** 盐3克，鸡粉2克，蚝油6克，料酒8克，水淀粉、食用油各适量

● **做法：**

①将口蘑洗净，切片；彩椒洗净，切小块；荷兰豆洗净，切去头尾。

②锅中注水烧开，加食用油、盐，倒入口蘑、彩椒，淋料酒拌匀，放入荷兰豆煮至断生后捞出，沥干。

③锅中注油烧热，倒焯过水的食材，淋料酒炒透，加盐、鸡粉调味。

④放蚝油炒匀，倒水淀粉翻炒至入味，盛出，撒上熟白芝麻即可。

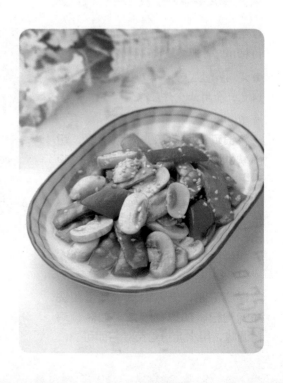

银耳

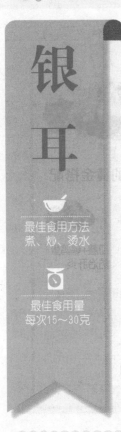

最佳食用方法
煮、炒、烫水

最佳食用量
每次15～30克

营养功效

银耳有滋补效果，含有丰富的营养物质，有助于提高肝脏解毒能力，从而保护肝脏功能，有滋补生津、润肺养胃、补肝益气的作用。

其他注意事项

银耳宜用开水泡发，泡发后应去掉未发开的部分，特别是那些呈淡黄色的物质。

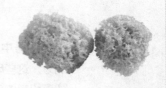

营养互补的黄金搭配

银耳 + 鸡蛋
美容养颜

银耳 + 莲子
滋阴润肺

有损身体的禁忌搭配

银耳 + 菠菜
破坏维生素C

银耳枸杞炒鸡蛋

●原料：水发银耳100克，鸡蛋3个，枸杞10克，葱花少许

●调料：盐3克，鸡粉2克，水淀粉14克，食用油少许

●做法：

①将银耳洗净，切去黄色根部，切小块；鸡蛋打入碗中，加盐、鸡粉、水淀粉调匀。

②锅中注入适量清水烧开，加入银耳、盐拌匀，煮半分钟至断生后捞出，沥干水分。

③锅中注油烧热，倒入蛋液炒熟，盛出，装碗。

④锅底留油，倒入银耳、鸡蛋和洗净的枸杞，加葱花炒匀。加盐、鸡粉调味，用水淀粉勾芡炒匀即可。

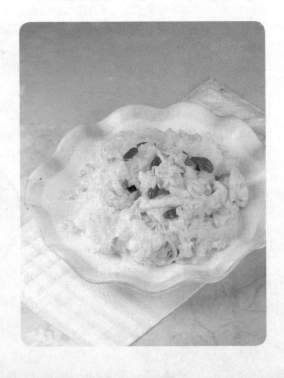

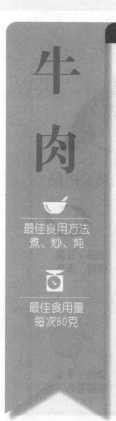

牛肉

最佳食用方法
煮、炒、炖

最佳食用量
每次80克

♻ 营养功效

牛肉中含有丰富的蛋白质、脂肪、维生素等营养元素，具有补脾胃、益气血、强筋骨的作用，不但能疏肝理气，而且对于肌肉的生长也有一定的好处。

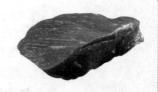

营养互补的黄金搭配

牛肉+土豆　　牛肉+芸豆
保护胃黏膜　　延缓衰老

☢ 其他注意事项

炒牛肉片之前，先用啤酒将面粉调稀，淋在牛肉片上，拌匀后30分钟，可增加牛肉的鲜嫩程度。

有损身体的禁忌搭配

牛肉+白酒　　牛肉+红糖
导致上火　　引起腹胀

🍲 芸豆平菇牛肉汤

● 原料：牛肉120克，水发芸豆100克，平菇90克，姜丝、葱花各少许

● 调料：盐3克，鸡粉2克，食粉少许，生抽3毫升，水淀粉、食用油各适量

● 做法：

① 将平菇洗净，切小块；牛肉洗净切片，加食粉、盐、鸡粉、生抽、水淀粉、食用油拌匀，腌渍入味。

② 锅中注水烧开，倒入洗净的芸豆，撒姜丝，大火煮沸后用小火煮20分钟至软，加盐、鸡粉、食用油，倒入平菇拌匀，大火煮至沸。

③ 放入牛肉片拌匀，煮至熟透。

④ 盛出煮好的牛肉汤，装入汤碗中，撒上葱花即可。

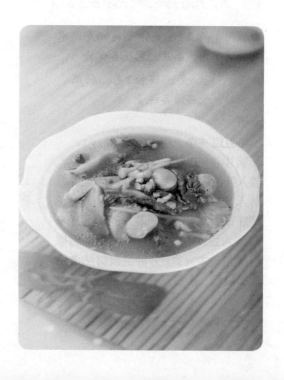

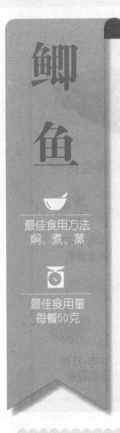

鲫鱼

最佳食用方法
焖、煮、蒸

最佳食用量
每餐50克

🔆 营养功效

鲫鱼肉中富含极高的蛋白质，而且易于被人体吸收，氨基酸含量也很高，可通血脉，补体虚，还有益气健脾、清热解毒的功效，对降低胆固醇和血液黏稠度、保护肝脏有积极作用。

☢ 其他注意事项

鲫鱼与蜂蜜同食会中毒，可用黑豆、甘草解毒；阳虚体质和素有内热者忌食鲫鱼，易生热而生疮疡者忌食。

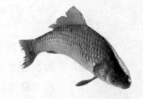

营养互补的黄金搭配

鲫鱼+黑木耳
润肤抗老

鲫鱼+豆腐
健胃、清热

有损身体的禁忌搭配

鲫鱼+芥菜
引起水肿

鲫鱼+冬瓜
妨碍营养吸收

🍲 豆腐紫菜鲫鱼汤

●原料：鲫鱼300克，豆腐90克，水发紫菜70克，姜片、葱花各少许

●调料：盐3克，鸡粉2克，料酒、胡椒粉、食用油各适量

●做法：

①将豆腐洗净，切小方块。

②锅中注油烧热，放入姜片爆香，放入处理干净的鲫鱼煎至两面焦黄，淋入少许料酒和清水，加盐、鸡粉调味，用大火烧开，煮3分钟至熟。

③倒入豆腐、紫菜，加入适量胡椒粉拌匀，大火煮2分钟至食材熟透后盛出装碗，撒葱花即可。

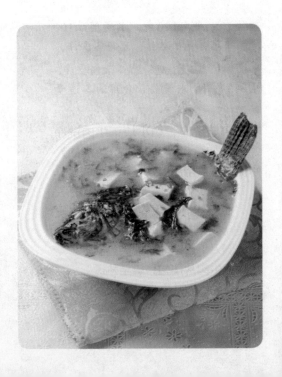

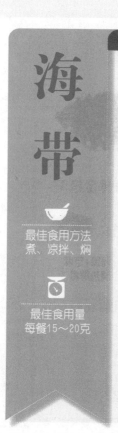

海带

最佳食用方法
煮、凉拌、焖

最佳食用量
每餐15～20克

营养功效

海带含有丰富的碘元素，具有降血脂、降血糖、调节免疫、抗凝血、抗肿瘤、排铅解毒和抗氧化等作用。

其他注意事项

孕妇和乳母不要多吃海带，因为海带中的碘可随血液循环进入胎儿体内，引起胎儿甲状腺功能障碍。

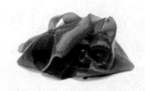

营养互补的黄金搭配

海带＋黑木耳
排毒素

海带＋冬瓜
降血降脂

有损身体的禁忌搭配

海带＋猪血
引起便秘

海带＋咖啡
降低铁吸收

海带冬瓜焖排骨

●原料：海带80克，排骨块400克，冬瓜180克，八角、花椒、姜片、蒜末、葱段各少许

●调料：料酒8毫升，生抽4毫升，白糖3克，水淀粉2克，香油2克，盐、食用油各适量

●做法：
①将冬瓜洗净，去皮、瓤，切小块；海带洗净，切小块；排骨收拾干净，余水。
②锅注油烧热，八角、姜片、蒜末、葱段爆香，倒排骨、花椒炒香，淋料酒、生抽，加水焖煮。
③倒入冬瓜、海带，续煮至食材熟透，加盐、白糖调味，大火收汁，倒入水淀粉、香油炒匀即可。

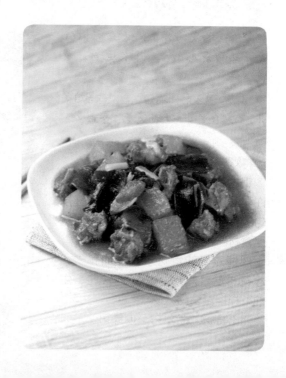

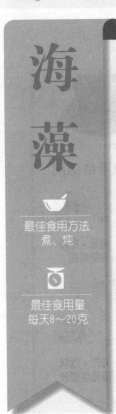

海藻

最佳食用方法
煮、炖

最佳食用量
每天8～20克

营养功效

海藻含有丰富的碘元素，能起到降低胆固醇、软坚、消痰、消肿、利水、降血压、降血脂、降血糖、抗凝血、防止皮肤干燥等作用。

其他注意事项

甲状腺亢奋者、孕妇不宜食用海藻；肠胃不适者慎食海藻。

营养互补的黄金搭配

海藻+薏米
有效治疗痤疮

海藻+芝麻
清热解毒

有损身体的禁忌搭配

海藻+甘草
使水钠潴留

凉拌海藻

● 原料：水发海藻180克，彩椒60克，熟白芝麻6克，蒜末适量，葱花少许

● 调料：盐3克，鸡粉2克，陈醋8毫升，白醋10毫升，生抽适量，香油少许

● 做法：

① 将彩椒洗净，切粗丝。

② 锅中注入适量清水烧开，放入少许盐、白醋，倒入洗净的海藻拌匀，用大火煮沸，再入彩椒丝拌煮至食材断生后捞出，沥干水分。

③ 把焯煮好的食材装碗，加蒜末、葱花、盐、鸡粉、陈醋、香油、生抽，搅拌至食材入味。

④ 盛出食材，撒熟白芝麻即可。

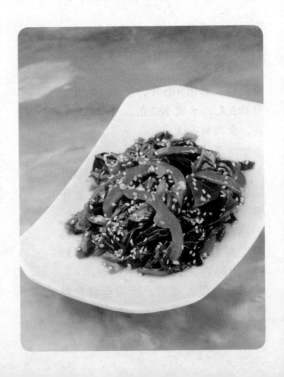

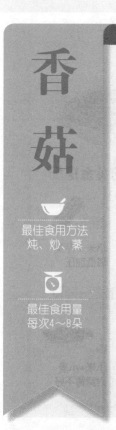

香菇

最佳食用方法
炖、炒、蒸

最佳食用量
每次4~8朵

♻ 营养功效

香菇中含有的嘌呤、胆碱、酪氨酸、氧化酶以及某些核酸物质，能起到降血压、降胆固醇、降血脂的作用，可预防动脉硬化、肝硬化等疾病，有助于保护肝脏。

☢ 其他注意事项

烹饪前要把干香菇在水里提前浸泡1天，经常换水并用手挤出水，这样既可泡发彻底，又不会使营养流失。

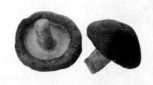

营养互补的黄金搭配

✔	✔
香菇＋牛肉 补气养血	香菇＋泡椒 益气补虚

有损身体的禁忌搭配

✘	✘
香菇＋鹌鹑 易生黑斑	香菇＋野鸡肉 引发痔疮

⊕ 泡椒鲜香菇

- 原料：鲜香菇400克，红泡椒50克
- 调料：鲍汁、食用油各适量
- 做法：

①将鲜香菇放入清水中洗净，再捞出，沥干水分。

②将红泡椒用清水洗净，再切成圈，摆入盘中。

③将锅置于火上，再倒入适量食用油，用大火烧热。

④往锅中倒入鲜香菇炒至断生，再加适量清水烧开。

⑤倒入鲍汁，大火烧至汁水收浓，装入盘中即可。

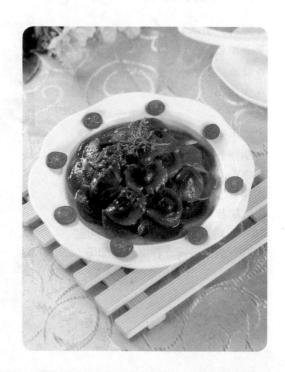

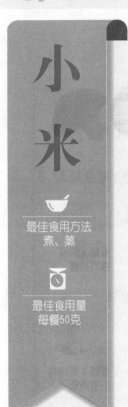

小米

最佳食用方法
煮、蒸

最佳食用量
每餐50克

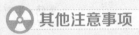

营养功效

小米中含有蛋白质、脂肪、铁和B族维生素等营养成分，而且富含人体所必需的氨基酸，有补气补虚、滋阴养血的功能，对于辅助调理肝功能有一定的作用。

其他注意事项

发霉的小米已被黄曲霉菌污染，有致癌作用，所以不能吃。

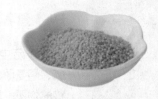

营养互补的黄金搭配

✓ 小米 + 鸡蛋
促蛋白质吸收

✓ 小米 + 芹菜
降低血压

有损身体的禁忌搭配

✗ 小米+杏仁
呕吐、恶心

✗ 小米+小麦
对脾胃不好

鸡蛋胡萝卜小米粥

●原料：小米100克，鸡蛋1个，胡萝卜20克

●调料：盐3克，香油、胡椒粉、葱花少许

●做法：

①将小米洗净，沥干水分。

②胡萝卜洗净，切丁。

③将鸡蛋煮熟后切碎。

④将锅置火上，注入清水，放入小米、胡萝卜煮至八成熟。

⑤下入鸡蛋煮至米粒开花，加盐、香油、胡椒粉调味，撒葱花即可。

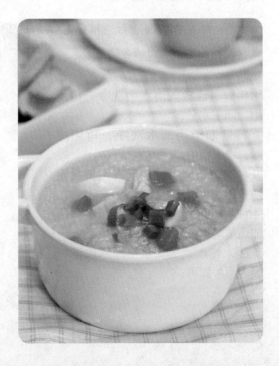

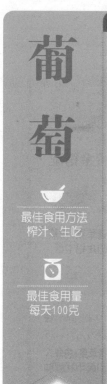

葡萄

最佳食用方法
榨汁、生吃

最佳食用量
每天100克

♻ 营养功效

葡萄性平味甘，不但能降低人体血清胆固醇水平，降低血小板的凝聚力，还能起到滋肝肾、生津液、强筋骨、补益气血、通利小便的作用。

☢ 其他注意事项

将葡萄放入冰箱中可保存一周，建议现买现食。吃葡萄后不能立刻喝水，否则很快就会腹泻。

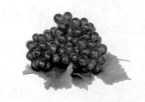

营养互补的黄金搭配

✔ 葡萄+薏米
健脾利湿

✔ 葡萄+白糖
治疗声音嘶哑

有损身体的禁忌搭配

✘ 葡萄+开水
引起腹胀

✘ 葡萄+虾
刺激胃、肠道

✚ 葡萄汁

● **原料：** 葡萄200克

● **调料：** 白糖8克，香草叶2片，矿泉水适量

● **做法：**

①将葡萄放入清水中洗净，捞出，沥干水分，留皮，去籽，备用。

②将备好的葡萄放入榨汁机中，再放入白糖，倒入适量矿泉水，再一起榨汁。

③把榨好的葡萄汁倒入杯中，搅拌均匀，点缀上香草叶，即可饮用。

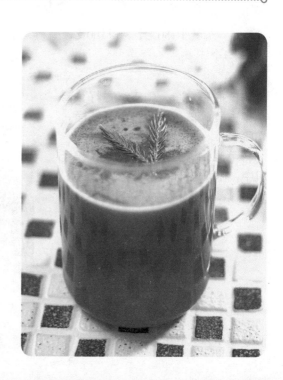

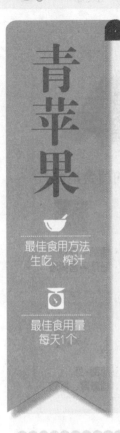

青苹果

最佳食用方法
生吃、榨汁

最佳食用量
每天1个

♻ 营养功效

青苹果中含有大量的维生素、矿物质和丰富的膳食纤维，特别是果胶等成分，能起到补心益气、养肝排毒、益胃健脾、止泻等功效。

☢ 其他注意事项

胃酸过多以及脾胃虚寒者则不宜多食青苹果；吃青苹果时，最好先用水洗干净，削去果皮后食用。

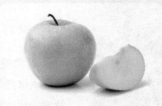

营养互补的黄金搭配

✓ 青苹果+提子
润肺止咳

✓ 青苹果+香蕉
防止铅中毒

有损身体的禁忌搭配

✗ 青苹果+海鲜
腹痛、恶心

✗ 青苹果+白萝卜
引起甲状腺肿

⊕ 青提子芦笋苹果汁

●原料：青提子150克，芦笋100克，青苹果1个

●做法：
①将青提子洗净，剥皮，去籽；青苹果去皮、核，切块；芦笋洗净，切段。
②将苹果、青提子、芦笋放入榨汁机中，榨取果汁即可。

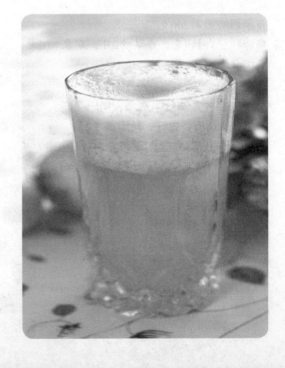

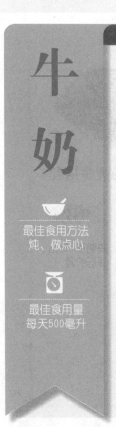

牛奶

最佳食用方法
炖、做点心

最佳食用量
每天500毫升

♻ 营养功效

牛奶富含维生素A、B族维生素、维生素D等多种营养成分，易于消化吸收，是肝痛患者首选的理想食品。

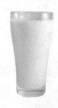

营养互补的黄金搭配

牛奶+木瓜
美白护肤

牛奶+鹌鹑蛋
补脾益胃

☢ 其他注意事项

有胃切除、胆囊炎及胰腺炎、肝硬化的患者不适宜饮用牛奶。

有损身体的禁忌搭配

牛奶+韭菜
影响钙的吸收

牛奶+菠萝
引起腹泻

⊕ 鹌鹑蛋牛奶

● 原料：鹌鹑蛋100克，牛奶80克

● 调料：白糖5克

● 做法：

①将鹌鹑蛋洗净，放入沸水锅中煮熟后捞出，晾凉后去壳，再对半切开，备用。

②砂锅中注入适量清水烧开，倒入牛奶，放入鹌鹑蛋，搅拌片刻，大火烧开后转小火煮约1分钟。

③加入少许白糖搅匀，煮至白糖溶化。

④关火后盛出煮好的汤料，装入碗中，待稍微放凉即可食用。

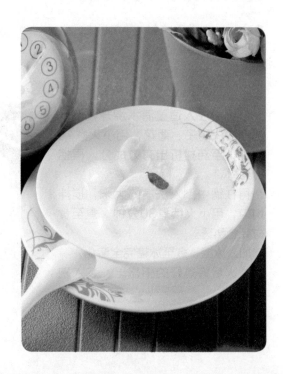

决明子

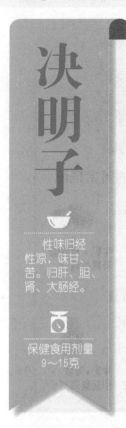

性味归经
性凉，味甘、
苦。归肝、胆、
肾、大肠经。

保健食用剂量
9～15克

营养功效

决明子富含大黄酚、大黄素、决明素等成分，具有清肝泻火、明目、降低胆固醇等保健功效，能起到排毒作用，适用于目赤肿痛、肝病、肝痛等症。

其他注意事项

决明子不宜久煎；脾虚者、泄泻者、低血压患者不宜服用决明子；决明子不宜长期服用，否则易引起肠道病变。

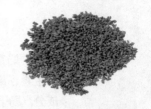

营养互补的黄金搭配

决明子+大米
润肠通便

决明子+菊花
保肝护肾

有损身体的禁忌搭配

决明子+动物内脏
影响药效

决明子菊花粥

●原料：决明子10克，菊花10克，水发大米160克

●调料：冰糖30克

●做法：

①砂锅中注入适量清水烧开，倒入洗净的决明子、菊花，用小火煮15分钟，至药材析出有效成分，再捞出药材。

②再往锅中倒入洗净的大米，搅拌均匀，用小火续煮30分钟，煮至食材完全熟透。

③加入冰糖，煮至冰糖完全溶化。

④关火后将煮好的粥盛出，装入碗中即可。

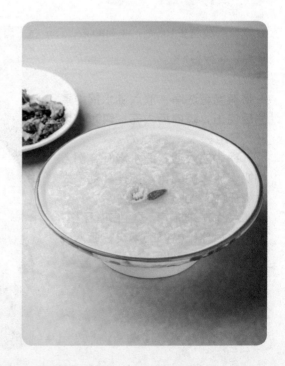

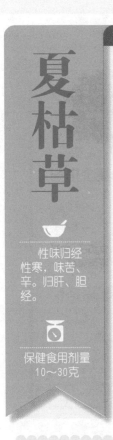

夏枯草

性味归经
性寒，味苦、辛。归肝、胆经。

保健食用剂量
10～30克

♻ 营养功效

夏枯草是清肝火、散郁结的良药，具有清肝散结的保健功效，适用于目赤痒痛、头晕目眩、乳痈、乳癌、筋骨疼痛、肺结核、急性黄疸型传染性肝炎、血崩、带下等病症。

☢ 其他注意事项

由于夏枯草性寒，故脾胃虚弱者、气虚者慎服。

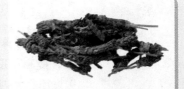

营养互补的黄金搭配

✓ **夏枯草+杜仲**
清热去火

✓ **夏枯草+菊花**
清肝泻火

✓ **夏枯草+黄豆**
降低血压

✓ **夏枯草+冰糖**
治头目眩晕

⊕ 夏枯草杜仲茶

● 原料：夏枯草12克，杜仲15克

● 调料：蜂蜜适量

● 做法：

① 将砂锅置于火上，注入适量清水，用大火烧开。

② 放入备好的夏枯草、杜仲，搅拌均匀。

③ 盖上盖，用小火煮20分钟，至药材析出有效成分。

④ 揭开盖，将药材及杂质捞干净。

⑤ 关火后盛出煮好的药汁，装入碗中，放入蜂蜜拌匀，待稍微放凉即可饮用。

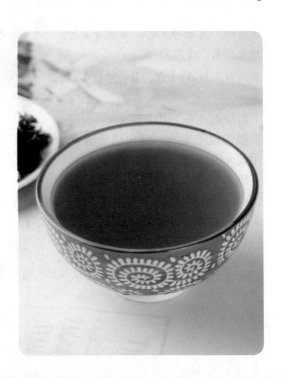

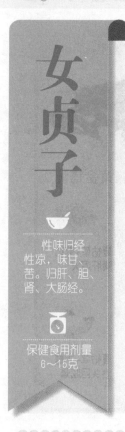

女贞子

性味归经
性凉，味甘、苦。归肝、胆、肾、大肠经。

保健食用剂量
6～15克

♻ 营养功效

女贞子具有补肝肾、强腰膝、提高免疫力的功效，可以增加冠状动脉血流量，有降脂、降血糖、降低血液黏度的作用，有抗血栓和防治动脉粥样硬化的作用。

☢ 其他注意事项

凡是脾胃虚寒泄泻者以及肾阳不足阳虚者均不宜食用女贞子。

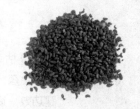

营养互补的黄金搭配

✓ 女贞子+猪肉
滋补肝肾

✓ 女贞子+大米
降脂降糖

有损身体的禁忌搭配

✗ 女贞子+抗生素
降低用药效果

⚕ 菟丝子女贞子瘦肉汤

● 原料：菟丝子8克，女贞子8克，枸杞10克，瘦肉300克

● 调料：料酒8毫升，盐、鸡粉各2克

● 做法：

① 将瘦肉洗净，切成丁。

② 砂锅置于火上，注入适量清水，用大火烧开。

③ 放入洗净的菟丝子、女贞子和枸杞，再倒入瘦肉丁，搅散。

④ 淋入适量料酒拌匀，大火烧开后，用小火炖40分钟至熟。

⑤ 放入盐、鸡粉，拌匀调味，盛入汤碗中即可。

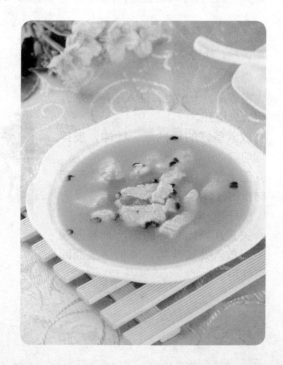

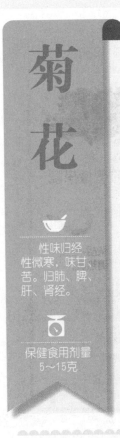

菊花

性味归经
性微寒，味甘、苦。归肺、脾、肝、肾经。

保健食用剂量
5～15克

营养功效

菊花能起到平肝明目、缓解视力疲劳的作用，具有治疗冠心病、降低血压、预防高血脂、抗菌、抗病毒、抗炎、抗衰老等多种药理活性，适用于保护肝脏。

其他注意事项

菊花性偏苦寒，手脚发凉、脾胃虚弱、缺铁性贫血者宜少喝菊花茶；黄菊花和白菊花功效不同，疏散风热宜用黄菊花，清肝明目宜用白菊花。

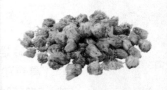

营养互补的黄金搭配

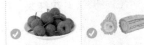

✓ 菊花+山楂
清热降压

✓ 菊花+苦瓜
平肝明目

有损身体的禁忌搭配

✗ 菊花+人参
破坏药效

🍵 菊花山楂绿茶

●**原料：** 山楂25克，绿茶叶5克，菊花4克

●**调料：** 冰糖、开水各适量

●**做法：**

①砂锅中注入适量清水烧开，倒入洗净的山楂，大火煮沸后用小火煮约5分钟，至其析出有效成分。

②转中火续煮一会儿，保温备用。

③取一个干净的茶杯，放入备好的绿茶叶、菊花、冰糖，加入开水，稍浸泡片刻后倒出开水，去除杂质。

④再次往杯中倒入适量开水泡约3分钟，至茶汁散出花香味，趁热饮用即可。

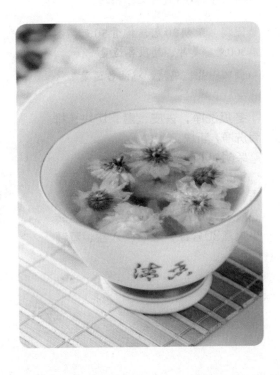

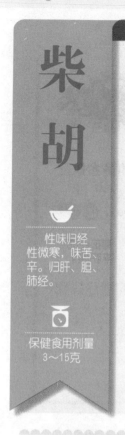

柴胡

性味归经
性微寒，味苦、辛。归肝、胆、肺经。

保健食用剂量
3～15克

营养功效

柴胡是传统的清热中药，具有和解表里、疏风退热、疏肝解郁、升举阳气的功效，可用于治疗感冒发热、寒热往来、疟疾、肝郁气滞、胸胁胀痛、月经不调等。

其他注意事项

柴胡不宜与皂荚同服；凡阴虚所致的咳嗽者忌用柴胡；由于肝火上逆所致的头胀、耳鸣等，用量不宜过大。

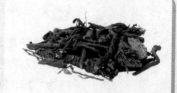

营养互补的黄金搭配

柴胡+白芍
疏肝镇痛

柴胡+冬瓜
清热疏肝

有损身体的禁忌搭配

柴胡+皂荚花
药性相克

柴胡煮冬瓜

● **原料**：柴胡30克，排骨50克，冬瓜300克，姜片、葱段各适量

● **调料**：盐、鸡精、鸡油各适量

● **做法**：

① 冬瓜洗净，去皮、瓤，切块；排骨洗净，斩块。

② 柴胡加水煎煮，去渣取汁。

③ 锅内加入适量鸡油，下午排骨爆香，加入药汁、冬瓜，下入姜片、葱段、1000毫升水，大火煮沸后转小火煮30分钟，最后调入盐、鸡精即可。

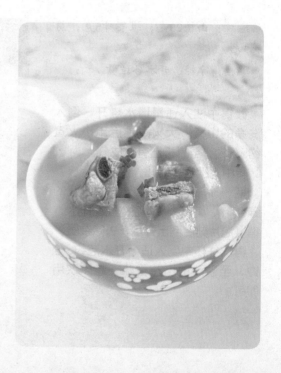

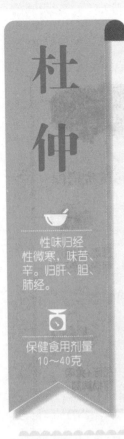

杜仲

性味归经
性微寒，味苦、辛。归肝、胆、肺经。

保健食用剂量
10～40克

♻ 营养功效

杜仲是一味常见的中药材，能起到润肝燥、补肝经、益肝肾、养筋骨等多种功效，适用于缓解多种肝病症状，对保护肝脏有积极作用。

☢ 其他注意事项

阴虚火旺者慎服；对杜仲过敏者忌服；杜仲有降压的作用，低血压的患者不宜服用杜仲。

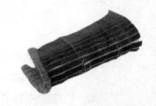

营养互补的黄金搭配

✓ 杜仲+乌鸡
补虚、强筋骨

✓ 杜仲+猪腰
补阳、健脾胃

有损身体的禁忌搭配

✗ 杜仲+绿茶
降低药效

杜仲核桃仁猪腰

● 原料：猪腰300克，杜仲15克，核桃仁25克，姜片、葱花各少许

● 调料：盐3克，鸡粉2克，胡椒粉1克，料酒少许

● 做法：

① 将猪腰收拾干净，去除筋膜，切成片。

② 锅中注入适量清水烧热，淋入料酒，放入猪腰，汆去血水后捞出，装入盘中。

③ 砂锅中注入适量清水烧开，放入猪腰、杜仲、核桃仁、姜片，淋料酒拌匀，大火烧开后转小火炖煮30分钟至食材熟透。

④ 加盐、鸡粉、胡椒粉调味，盛出装碗，撒葱花即可。

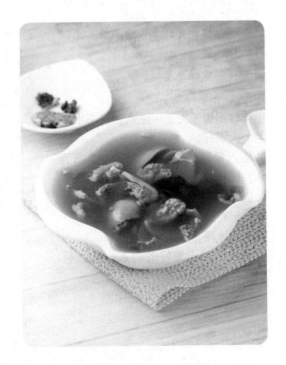

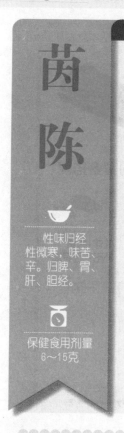

茵陈

性味归经
性微寒，味苦、辛。归脾、胃、肝、胆经。

保健食用剂量
6～15克

♻ 营养功效

茵陈有清热利湿、退黄、利胆、解热、消炎、降血脂、降血压等多种功效，有助于保护肝功能，适用于黄疸、小便不利、湿疮瘙痒、传染性黄疸型肝炎等多种病症。

☢ 其他注意事项

不是因湿热引起的发黄忌服茵陈；蓄血发黄者禁用茵陈。

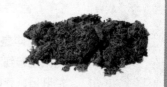

营养互补的黄金搭配

✔ 茵陈+鲫鱼
疏肝清肝

✔ 茵陈+山楂
可治小便不利

有损身体的禁忌搭配

✖ 茵陈+马蹄
可伤元气

✖ 茵陈+兔肉
可损脾胃

⊕ 茵陈山楂麦芽茶

●**原料：** 生麦芽10克，干山楂20克，茵陈4克

●**调料：** 冰糖适量

●**做法：**

①将砂锅置于火上，注入适量清水，用大火烧开。

②倒入备好的生麦芽、干山楂、茵陈，搅拌片刻。

③盖上盖，用小火煮20分钟，至药材析出有效成分，搅拌片刻。

④倒入冰糖，续煮至熟。

⑤关火后盛出煮好的药茶，滤入杯中即可饮用。

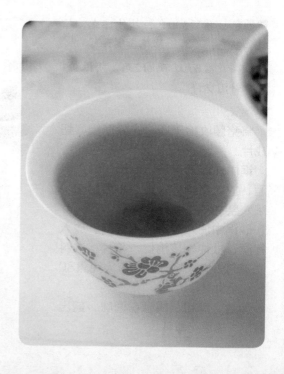

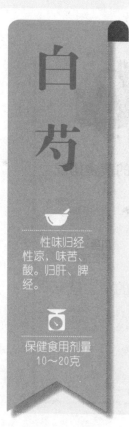

白芍

性味归经
性凉，味苦、酸。归肝、脾经。

保健食用剂量
10～20克

♻ 营养功效

白芍是常见的补血良药，具有养血柔肝、缓中止痛、敛阴收汗的功效，多用于治疗胸腹疼痛、泻痢腹痛、自汗盗汗、阴虚发热、月经不调、崩漏、带下等常见病症。

☢ 其他注意事项

白芍性寒，虚寒性腹痛腹泻者以及小儿出麻疹期间不宜食用；服用中药藜芦者也不宜食用白芍。

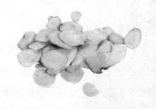

营养互补的黄金搭配

✓ 白芍+瘦肉
疏肝和胃

✓ 白芍+猪尾
养血敛阴

有损身体的禁忌搭配

✗ 白芍+藜芦
产生不良反应

🥄 白芍甘草瘦肉汤

●原料：瘦肉300克，白芍、甘草各10克，姜片、葱花各少许

●调料：料酒8毫升，盐、鸡粉各2克

●做法：

①将瘦肉处理干净，切成丁。

②砂锅注入适量清水烧开，放入白芍、甘草和姜片，倒入瘦肉丁，搅散。

③淋入适量料酒拌匀，用大火烧开后转小火炖30分钟至药材析出有效成分。

④放入盐、鸡粉，拌匀调味。

⑤关火，将煮好的汤料盛入汤碗中，撒上葱花即可。

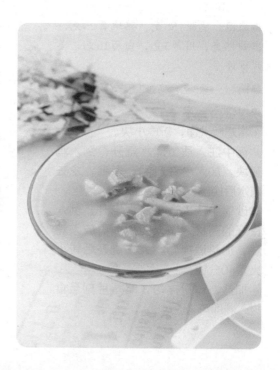

川芎

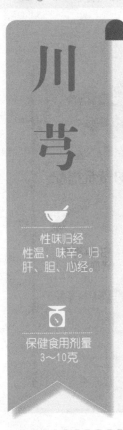

性味归经
性温，味辛。归
肝、胆、心经。

保健食用剂量
3～10克

♻ 营养功效

川芎具有活血祛瘀、行气开郁、祛风止痛的作用，对于肝病肝痛有一定缓解作用，还可用于心绞痛、经闭经痛、头痛眩晕等症。

☢ 其他注意事项

月经过多、出血性疾病、阴虚火旺等患者不适宜食用川芎。

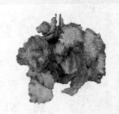

营养互补的黄金搭配

✔ 川芎+艾叶
活血化瘀

✔ 川芎+当归
降低血脂

有损身体的禁忌搭配

✘ 川芎+藜芦
对健康不利

🍲 川芎当归鸡

● 原料：鸡腿150克，熟地黄25克，当归15克，川芎5克，白芍10克，姜片少许

● 调料：盐3克，鸡粉2克，料酒10毫升

● 做法：

①将鸡腿洗净，斩成小块。

②锅中注入适量清水烧开，倒入鸡腿块，加入少许料酒，煮沸，氽去血水后捞出，沥干水分。

③砂锅中注入适量清水烧开，倒入备好的药材，撒入姜片，再放入鸡腿，加料酒拌匀，大火烧开后转小火煮40分钟。

④加盐、鸡粉拌匀，略煮片刻至食材入味即可。

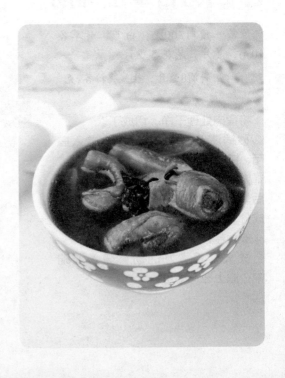

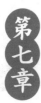

第七章

清脾健胃食养方

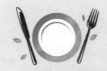

　　脾胃属于中焦，共同承担着化生气血的重任，同为"气血生化之源"。中医认为，人体的气血是由脾胃将食物转化而来，故脾胃乃后天之本，由此可见脾胃对身体日常运作的重要性。

　　本章将根据《黄帝内经》介绍一些能起到清脾健胃功效的常见食材、中药材，并列举相应的食养方。

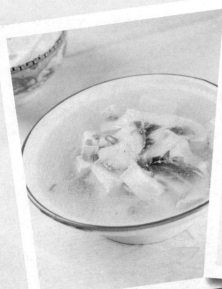

《黄帝内经》

"脾胃者，仓廪之官，五味出焉。"

"脾热病者，鼻先赤。"

"先头重，颊痛，烦心，颜青，欲呕，身热。热争则腰痛，不可用俯仰，腹满泄，两颔痛。"

"脾色黄，宜食咸，鲤鱼、红薯、土豆皆咸。"

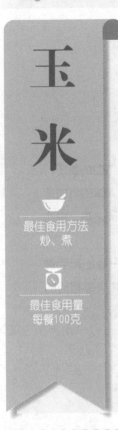

玉米

最佳食用方法
炒、煮

最佳食用量
每餐100克

营养功效

玉米的胚芽中含有的维生素E，可以促进人体的细胞分裂，防止皮肤出现皱纹。同时，玉米须还能起到利尿作用，也有利于减肥，对保护脾胃有益。

其他注意事项

不要长期以玉米为主食，因为玉米蛋白质中缺乏色氨酸，单一食用玉米易发生癞皮病。

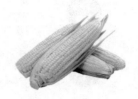

营养互补的黄金搭配

✓ 玉米+洋葱
生津止渴

✓ 玉米+排骨
健脾益胃

有损身体的禁忌搭配

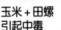

✗ 玉米+田螺
引起中毒

✗ 玉米+红薯
造成腹胀

🍲 猴头菇玉米排骨汤

● 原料：猴头菇70克，玉米棒120克，排骨300克，葱条、姜片各少许

● 调料：盐、鸡粉各2克，料酒5毫升

● 做法：

①将猴头菇洗净，泡发，切小块。

②锅中注入适量清水烧开，放入洗净的排骨，加入姜片、葱条，淋料酒搅匀，煮沸，汆煮片刻，再放入猴头菇。煮沸后捞出全部食材，沥干水分。

③砂锅中倒入适量清水烧开，倒入焯过水的食材，加入洗净的玉米棒，大火烧开后转小火炖40分钟至食材熟透。

④加鸡粉、盐调味即可。

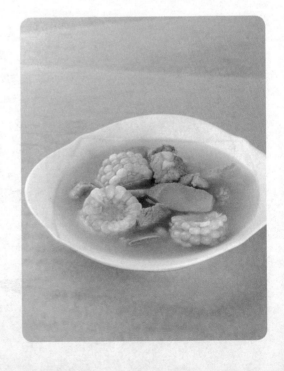

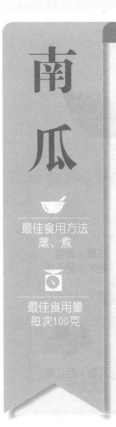

南瓜

最佳食用方法
蒸、煮

最佳食用量
每次100克

♻ 营养功效

南瓜中含有纤维素，可有效防治便秘，促进胆汁分泌，加强胃肠蠕动，帮助食物消化。南瓜所含果胶还可保护胃胶道黏膜免受刺激，促进溃疡愈合，对保护脾胃有益。

☢ 其他注意事项

老南瓜的含糖量高，因此糖尿病患者不宜食用；表皮有溃烂或切开后散发出酒精味的南瓜不宜食用。

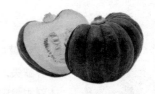

营养互补的黄金搭配

✓ 南瓜+莲子
降低血压

✓ 南瓜+芦荟
美白肌肤

有损身体的禁忌搭配

✗ 南瓜+羊肉
致黄疸、脚气

✗ 南瓜+辣椒
破坏维生素C

🍲 南瓜莲子荷叶粥

● 原料：南瓜90克，水发莲子80克，水发大米40克，枸杞12克，干荷叶10克

● 调料：冰糖40克

● 做法：

①将南瓜洗净去皮，切丁；莲子洗净，去除莲心。

②锅中加水烧开，放入洗净的干荷叶、莲子，倒入洗净的大米、枸杞拌匀，用大火煮沸后转小火煮约30分钟至米粒变软。

③倒入南瓜丁、冰糖拌匀，用小火续煮约10分钟至冰糖完全溶化。

④关火后盛出煮好的莲子荷叶粥，装入汤碗中即可。

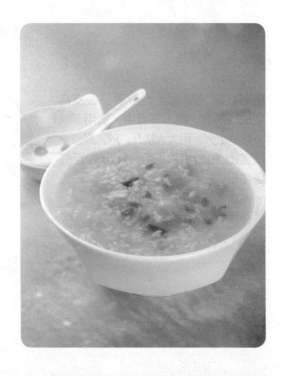

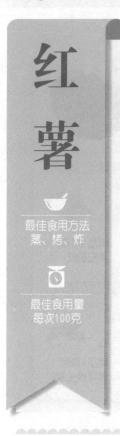

红薯

最佳食用方法
蒸、烤、炸

最佳食用量
每次100克

营养功效

红薯中的蛋白质可弥补营养缺失，经常食用可提高人体对主食中营养的利用率。红薯所含的膳食纤维也比较多，对促进胃肠蠕动和防止便秘非常有益，有助于保护脾胃。

其他注意事项

红薯中含有气化酶，一次不要吃得过多，而且要和米面搭配着吃，可避免烧心、吐酸水等现象。

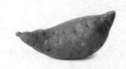

营养互补的黄金搭配

✓ 红薯+红椒
增强免疫力

✓ 红薯+蜂蜜
治大小便不通

有损身体的禁忌搭配

✗ 红薯+白酒
易得结石

✗ 红薯+西红柿
引起呕吐

蜂蜜蒸红薯

- 原料：红薯300克
- 调料：蜂蜜适量
- 做法：

① 将红薯洗净泥土、杂质，去皮后切成菱形状，摆入蒸盘中，备用。

② 蒸锅上火，用大火烧开，放入蒸盘。

③ 盖上盖，用中火蒸约15分钟至红薯熟透。

④ 揭盖，取出蒸盘。

⑤ 待稍微放凉后浇上蜂蜜即可。

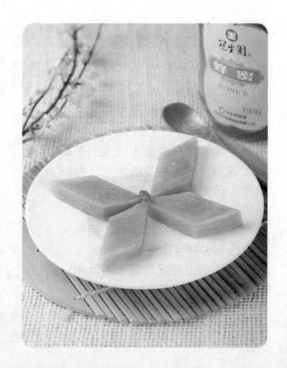

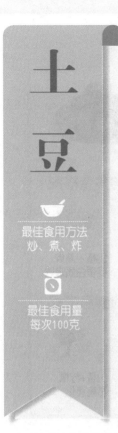

土豆

最佳食用方法
炒、煮、炸

最佳食用量
每次100克

♲ 营养功效

土豆含有多种维生素和微量元素，能和胃调中、益气健脾、强身益肾、消炎、活血消肿，可缓解消化不良、便秘、神疲乏力、慢性胃痛、关节疼痛、皮肤湿疹等症。

☢ 其他注意事项

糖尿病患者、腹胀者忌食土豆。此外，发芽、皮带绿色、腐烂的土豆不能吃，以防中毒。

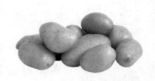

营养互补的黄金搭配

✓ 土豆+豆角
除烦润燥

✓ 土豆+芹菜
消脂、降压

有损身体的禁忌搭配

✗ 土豆+石榴
引起中毒

✗ 土豆+柿子
导致消化不良

🍲 芹菜炒土豆

● 原料：土豆750克，葱150克，芹菜75克

● 调料：黄油100克，盐8克

● 做法：

① 把土豆洗净煮熟，捞出，沥干水分，晾凉削皮，切成小薄片；葱、芹菜均洗净，切成碎末。

② 往煎锅中放黄油，上火烧热，下土豆片翻炒。

③ 待土豆上色，撒入葱末和芹菜末一起炒匀，加盐调味，装盘食用即可。

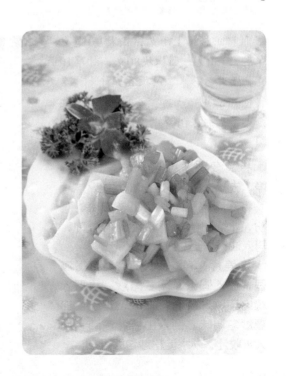

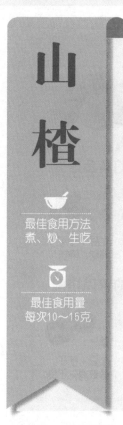

山楂

最佳食用方法
煮、炒、生吃

最佳食用量
每次10～15克

营养功效

山楂中含有的解脂酶具有促进脂肪类食物消化的作用，也能够促进胃液的分泌，因此能起到帮助消化、增强食欲和健脾益胃的功效，对保护脾胃有益。

其他注意事项

山楂不适合孕妇食用，因为山楂会刺激子宫收缩，有可能诱发流产。

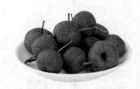

营养互补的黄金搭配

山楂＋白糖
降低血脂

山楂＋鸡肉
促蛋白质吸收

有损身体的禁忌搭配

山楂＋猪肝
破坏维生素C

山楂＋柠檬
影响消化

菠萝山楂鸡

●原料：菠萝130克，山楂90克，鸡胸肉150克，圆椒块80克，甘草10克，姜片、蒜末、葱段各少许

●调料：盐、鸡粉、白糖各3克，水淀粉、料酒各10毫升，食用油少许

●做法：

①将菠萝洗净，切小块；山楂洗净，去核，切小块，加水煮汁。

②将鸡胸肉洗净，切丁，加盐、鸡粉、水淀粉、食用油腌渍10分钟，再入油锅炸至变色。

③将姜片、蒜末、葱段入油锅爆香，放入圆椒、菠萝略炒，再下入鸡肉丁，淋料酒，加盐、鸡粉、白糖炒匀调味。倒入山楂汁煮沸，用大火收汁，淋水淀粉炒匀即可。

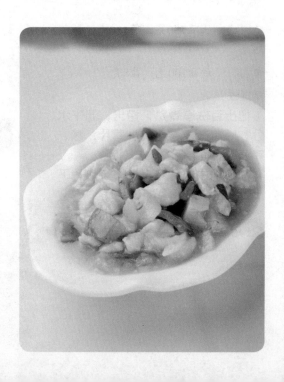

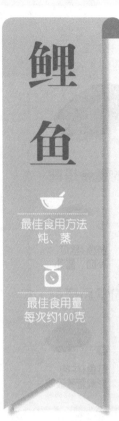

鲤鱼

最佳食用方法
炖、蒸

最佳食用量
每次约100克

营养功效

鲤鱼含有极为丰富的蛋白质，容易被人体吸收，还可供给人体必需的氨基酸，有益气健脾、通脉下乳的功效，能增强人体免疫力的作用，促进大脑发育。

其他注意事项

不要购买有病或畸形的鲤鱼。

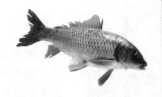

营养互补的黄金搭配

鲤鱼+黑豆
利水消肿

鲤鱼+剁椒
强身健体

有损身体的禁忌搭配

鲤鱼+狗肉
易使人上火

鲤鱼+鸡肉
妨碍营养吸收

剁椒蒸鲤鱼

●原料：鲤鱼500克，剁椒60克，姜片、葱花各少许

●调料：鸡粉3克，生抽、生粉各少许，香油、食用油各适量

●做法：

①将鲤鱼处理干净，表面打一字花刀，装入盘中。

②将剁椒加鸡粉、生抽、生粉、香油、食用油拌匀，均匀地淋在鱼身上，再放上姜片。

③将鲤鱼放入烧开的蒸锅中，盖上盖，用大火蒸8分钟至熟。

④揭盖，把蒸好的鲤鱼取出，撒上葱花，浇上少许热油即可。

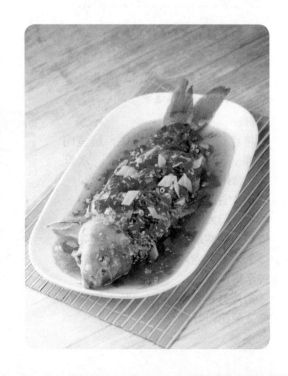

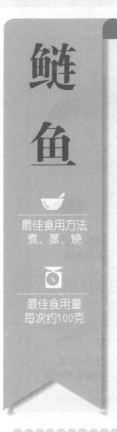

鲢鱼

最佳食用方法
煮、蒸、烧

最佳食用量
每次约100克

🔄 营养功效

鲢鱼能温中益气、祛寒、暖胃补气、利水止咳，常用于脾胃虚弱、水肿、咳嗽、气喘等病的食疗，也可以缓解胃寒或由消化不良引起的慢性胃炎、胃痛。

☢ 其他注意事项

若要保存鲢鱼，将其宰杀后洗净，切成块，分装在塑料袋里放入冷冻室，要吃时拿出解冻，再进行烹制。

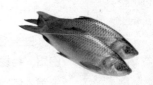

营养互补的黄金搭配

鲢鱼+豆腐　　鲢鱼+丝瓜
排毒美容　　　补血、催乳

有损身体的禁忌搭配

鲢鱼+牛肝　　鲢鱼+牛肉
影响营养吸收　影响营养吸收

🥄 姜丝鲢鱼豆腐汤

● 原料：鲢鱼肉150克，豆腐100克，姜丝、葱花各少许

● 调料：盐3克，鸡粉3克，胡椒粉、水淀粉、食用油各适量

● 做法：

① 将豆腐洗净，切小方块；鲢鱼肉洗净，切片，加盐、鸡粉、水淀粉、食用油抓匀，腌渍10分钟。

② 锅中注油烧热，放入姜丝爆香，加水，用大火煮沸，加盐、鸡粉、胡椒粉、豆腐块拌匀，煮2分钟至熟。

③ 倒入鲢鱼肉片，搅拌均匀，煮2分钟至其熟透。

④ 把煮好的汤料盛出，装入碗中，撒上葱花即可。

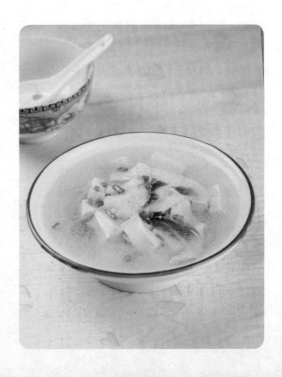

鳝鱼

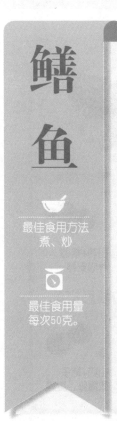

最佳食用方法
煮、炒

最佳食用量
每次50克。

♻ 营养功效

鳝鱼中含有蛋白质、B族维生素以及钙、磷、铁等多种矿物质，能起到补气、养血、温阳益脾、滋补肝肾、祛风通络等多种功效，对保护脾胃非常有益。

☢ 其他注意事项

鳝鱼宜现杀现烹。死后的鳝鱼体内的组氨酸会转变为有毒物质，所以加工的鳝鱼必须是活的。

营养互补的黄金搭配

鳝鱼＋青椒
降低血糖

鳝鱼＋豆豉
延缓衰老

有损身体的禁忌搭配

鳝鱼＋狗肉
温热助火

鳝鱼＋菠菜
容易导致腹泻

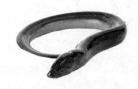

豉椒鳝鱼片

● 原料：鳝鱼肉500克，豆豉15克，青、红辣椒片各50克

● 调料：酱油、水淀粉、芡汤、绍酒、盐、香油、白糖、花生油、胡椒粉各适量

● 做法：

① 将鳝鱼收拾干净，切片。

② 将酱油、白糖、香油、胡椒粉、水淀粉、芡汤调成芡汁。

③ 锅中加油烧热，下入鳝片过油约30秒钟至熟，取出沥油。

④ 锅底留油，下入豆豉爆香，放入鳝片，淋入绍酒，加盐调味，放辣椒炒熟，淋入热油即可。

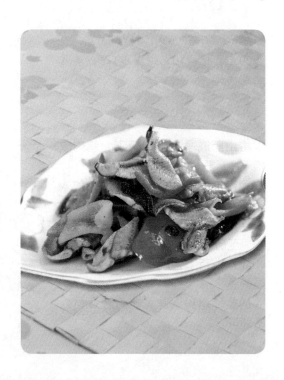

山药

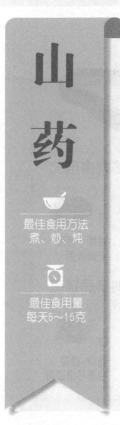

最佳食用方法
煮、炒、炖

最佳食用量
每天5～15克

♻ 营养功效

山药中含有淀粉酶、多酚氧化酶等物质，有利于人体脾胃的吸收与消化，能促进肠胃蠕动，帮助消化以及治疗食欲不振、便秘等症，对保护脾胃有益。

☢ 其他注意事项

肠胃积滞者、阴虚燥热者、有疗疮或疖肿者，都不宜食用山药。

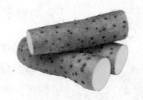

营养互补的黄金搭配

山药+鸡肉
益气补虚

山药+桂圆
养心安神

有损身体的禁忌搭配

山药+油菜
降低营养价值

山药+柿子
致胃胀、腹痛

✛ 山药麦芽鸡汤

●原料：山药200克，鸡肉400克，麦芽20克，神曲10克，蜜枣1颗，姜片20克

●调料：盐3克，鸡粉2克

●做法：

①将山药洗净去皮，切丁；鸡肉收拾干净，斩成小块，汆水。

②砂锅中注入适量清水烧开，放入蜜枣、麦芽、神曲、姜片，倒入鸡块拌匀，大火烧开后转小火煮20分钟，至药材析出有效成分。

③放入山药丁，用小火续煮20分钟至熟透。

④加盐、鸡粉调味，略煮至食材入味即可。

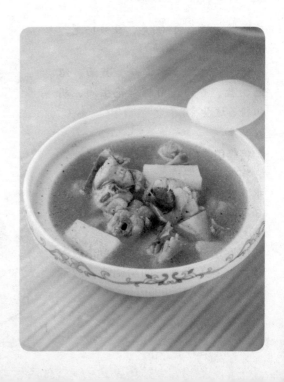

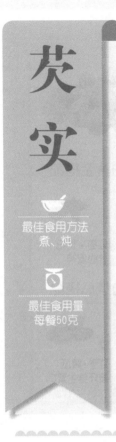

芡实

最佳食用方法
煮、炖

最佳食用量
每餐50克

营养功效

中医认为芡实有补脾益肾、收敛止泻、镇痛镇静的作用，且其补中带有收涩之力，能缓和腹泻、神经痛、风湿骨痛、腰膝关节痛等症，有助于调理脾胃不适。

其他注意事项

芡实在烹调前宜用水浸泡1小时，使其变软；芡实有较强的收涩作用，便秘、尿赤及女性产后者皆不宜食用。

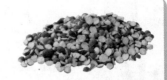

营养互补的黄金搭配

芡实+鸽肉
益气补虚

芡实+银耳
补脾止泻

有损身体的禁忌搭配

芡实+虾米
影响营养吸收

芡实+茶叶
影响药效

淮山芡实老鸽汤

●**原料**：芡实50克，老鸽肉200克，山药块200克，桂圆肉、枸杞各少许，高汤适量

●**调料**：盐2克

●**做法**：

①锅中加水烧开，放入洗净斩块的鸽子肉煮5分钟，汆去血水后捞出。

②另起锅，注入适量高汤烧开，放入鸽子肉、山药、芡实，大火烧开后转中火，煮3小时至食材熟透。

③放入桂圆、枸杞，加适量盐调味。

④中火续煮10分钟至锅中食材入味，将煮好的汤料盛出，装入汤碗中即可。

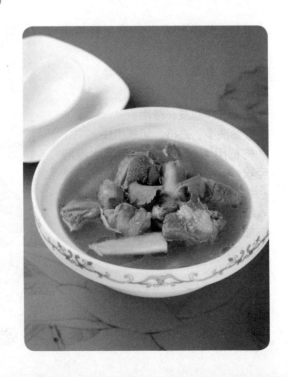

红枣

最佳食用方法
煮、泡、生吃

最佳食用量
每次约50克

♻ 营养功效

红枣有补脾和胃、益气生津、调营卫、解药毒等功效，常用于治疗胃虚食少、脾弱便溏、气血津液不足、营卫不和、心悸怔忡等常见病症，是一种药效缓和的强壮剂。

☢ 其他注意事项

龋齿疼痛、腹部胀满、便秘、消化不良、咳嗽、糖尿病等患者均不宜常用红枣；红枣食用过多会引起胃酸过多和腹胀。

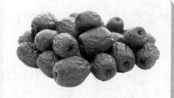

营养互补的黄金搭配

✓ 红枣 + 猪蹄
补血止血

✓ 红枣 + 枸杞
养心安神

有损身体的禁忌搭配

✗ 红枣 + 葱
引起消化不良

✗ 红枣 + 黄瓜
破坏维生素C

🍲 红枣红米粥

●原料：红米80克，红枣、枸杞各适量

●调料：红糖10克

●做法：

①红米洗净泡发，备用。

②红枣洗净，去核，切成小块。

③枸杞用清水洗净，再用温水浸泡至软，备用。

④将锅置火上，倒入适量清水，放入红米煮开。

⑤加入红枣、枸杞、红糖同煮至浓稠状即可。

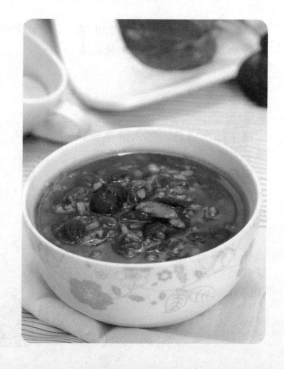

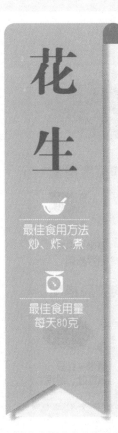

花生

最佳食用方法
炒、炸、煮

最佳食用量
每天80克

♻ 营养功效

花生具有健脾和胃、润肺化痰、清喉补气、理气化痰、通乳、利肾去水、降压止血之功效，可用于治疗因阴虚阳亢而导致的高血压，还能缓解脾胃不适，帮助强身健体。

☢ 其他注意事项

花生霉变后含有大量致癌物质——黄曲霉素，所以霉变的花生制品忌食。

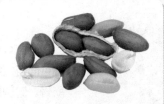

营养互补的黄金搭配

花生+红枣
健脾、止血

花生+银耳
预防心血管病

有损身体的禁忌搭配

花生+黄瓜
导致腹泻

花生+蕨菜
引起消化不良

✚ 花生银耳牛奶

● 原料：花生80克，水发银耳150克，牛奶100毫升

● 调料：白糖适量

● 做法：

①将银耳洗净，放入清水中泡发后捞出，沥干水分，切小块。

②将花生去壳，备用。

③砂锅中注入适量清水烧开，放入花生、银耳拌匀，用大火烧开后转小火煮20分钟。

④倒入牛奶、白糖拌匀，煮沸。

⑤关火后将煮好的花生银耳牛奶盛出，装入碗中即可。

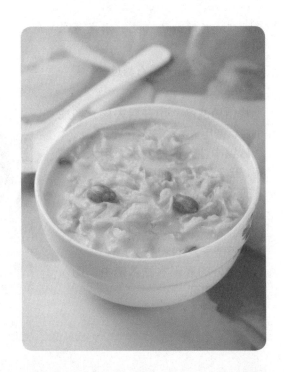

薏米

最佳食用方法
煮、做豆浆

最佳食用量
每餐约80克

♻ 营养功效

薏米中的膳食纤维含量很高，而且低脂、低热量，能强筋骨、健脾胃、消水肿、去风湿、清肺热等，并且是一种缓和的滋补剂，益脾而不滋腻，作用良多。

☢ 其他注意事项

便秘、尿多者及怀孕早期的妇女应忌食薏米，消化功能较弱的孩子和老弱病者也应忌食。

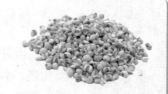

营养互补的黄金搭配

✔ 薏米+山楂
健美减肥

✔ 薏米+白糖
治疗粉刺

有损身体的禁忌搭配

✘ 薏米+杏仁
致呕吐、泄泻

✘ 薏米+红豆
致呕吐、泄泻

⊕ 山楂薏米糖水

●原料：新鲜山楂50克，水发薏米60克

●调料：蜂蜜10克，白糖适量

●做法：

①将山楂洗净，切开后去核，切成小块，备用。

②砂锅中注入适量清水，用大火烧开，倒入洗好的薏米。

③放入山楂，搅拌均匀。

④盖上盖，倒入白糖，用小火煮20分钟。

⑤揭开盖子，搅拌片刻。

⑥将煮好的薏米水滤入碗中，倒入蜂蜜拌匀即可。

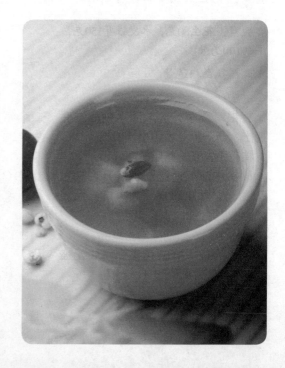

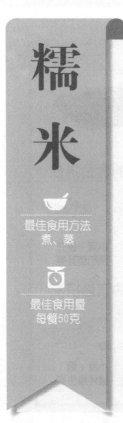

糯米

最佳食用方法
煮、蒸

最佳食用量
每餐50克

♻ 营养功效

糯米可益气补脾、利小便、润肺，有补中益气、止泻、健脾养胃、止虚汗、安神益心、促消化和吸收的作用，能缓解脾胃虚弱、提疲乏力、呕吐、腹泻、痔疮等症状。

☢ 其他注意事项

由于糯米本身黏滞，不易消化，故多吃容易导致腹胀、消化不良，尤其是老人、小孩应特别注意不要多食。

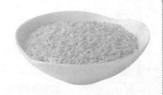

营养互补的黄金搭配

糯米+人参
益气滋补

糯米+红豆
治腹泻、水肿

有损身体的禁忌搭配

糯米+红薯
导致腹胀

糯米+苹果
致恶心、呕吐

⊕ 人参糯米鸡汤

●**原料：**鸡腿肉块200克，水发糯米120克，红枣、桂皮各20克，姜片15克，人参片10克

●**调料：**盐、鸡粉各2克，料酒5毫升

●**做法：**

①锅中加水烧开，倒入洗净的鸡腿肉块，淋入料酒，氽去血水后捞出。

②砂锅中注入适量清水，用大火烧开，放入姜片和洗净的红枣、桂皮、人参片。

③倒入肉块和洗净的糯米，大火煮沸后转小火煮40分钟至食材熟透。

④加盐、鸡粉调味，转中火拌煮片刻，至汤汁入味即可。

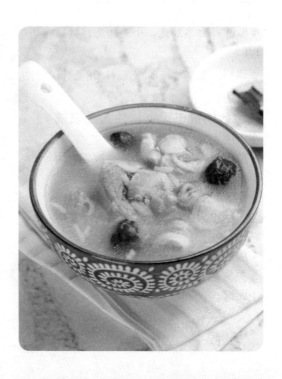

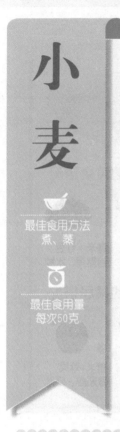

小麦

最佳食用方法
煮、蒸

最佳食用量
每次50克

营养功效

小麦富含蛋白质、糖类、矿物质、维生素、麦芽糖酶、淀粉酶等营养元素，有养心益肾、清热止渴、调理脾胃的功效，还可养心气、安定精神、缓解神经衰弱、增加气力。

其他注意事项

将小麦油炸而食，会破坏小麦面粉中的营养素，所以尽量不要油炸；油炸时温度也不宜过高。

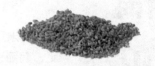

营养互补的黄金搭配

小麦+红枣
营养更全面

小麦+豌豆
预防结肠癌

有损身体的禁忌搭配

小麦+蜂蜜
引起身体不适

小麦+碱
破坏维生素

🥣 小麦红枣猪脑汤

●原料：红枣20克，小麦10克，猪脑1具

●调料：盐、鸡粉各2克，料酒8毫升

●做法：

①将砂锅置于火上，注入适量清水，用大火烧开。

②放入洗净的红枣、小麦，搅匀，用小火煮20分钟，至其析出有效成分。

③倒入处理好的猪脑，淋入适量料酒，用小火续炖1小时，至全部食材熟透。

④放入盐、鸡粉调味。

⑤关火后盛出煮好的汤料，装入碗中即可。

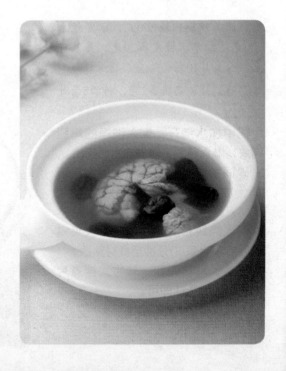

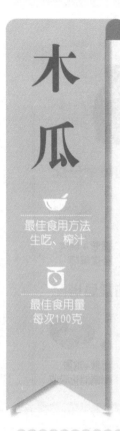

木瓜

最佳食用方法
生吃、榨汁

最佳食用量
每次100克

♻ 营养功效

木瓜含番木瓜碱、木瓜蛋白酶、凝乳酶、胡萝卜素、氨基酸等多种营养元素，具有理脾和胃、平肝舒筋、护肝降酶、抗炎抑菌、降低血脂等功效，还有利于减肥。

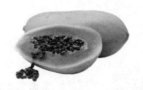

营养互补的黄金搭配

木瓜+雪蛤
滋阴清肺

木瓜+牛奶
营养肌肤

☢ 其他注意事项

体质虚弱以及脾胃虚寒的人，不要食用经过冰冻后的木瓜。

有损身体的禁忌搭配

木瓜+河虾
导致上火

木瓜+韭菜
导致上火

🍵 木瓜奶茶

● 原料：木瓜120克，红茶叶少许，牛奶100毫升

● 做法：

①将木瓜洗净去皮，切片，再切成小块。

②取来搅拌机，选择搅拌刀座组合，倒入木瓜，注入牛奶，盖好盖，榨取果汁后倒出。

③取一茶壶，放入洗净的红茶叶，再注入少许开水，冲洗一下，滤出水分。

④往壶中注入适量开水，浸泡约5分钟。

⑤取木瓜汁，倒入泡好的红茶，拌匀，将木瓜奶茶倒入茶杯中，趁热饮用即可。

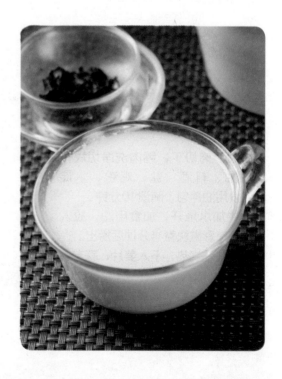

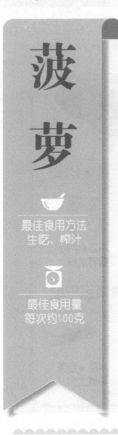

菠萝

最佳食用方法
生吃、榨汁

最佳食用量
每次约100克

♻ 营养功效

菠萝含蛋白质、碳水化合物、胡萝卜素、膳食纤维、维生素等营养元素，其中还含有菠萝蛋白酶，能有效分解食物中的蛋白质，促进肠胃蠕动、消化和吸收，对保护脾胃有益。

☢ 其他注意事项

患有胃溃疡、糖尿病和凝血功能障碍的人，不宜食用菠萝。

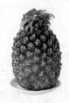

营养互补的黄金搭配

✔ 菠萝+沙田柚
清肠、排便

✔ 菠萝+鸭肉
补虚填精

有损身体的禁忌搭配

✘ 菠萝+牛奶
影响消化吸收

✘ 菠萝+鸡蛋
影响消化吸收

⊕ 菠萝炒鸭丁

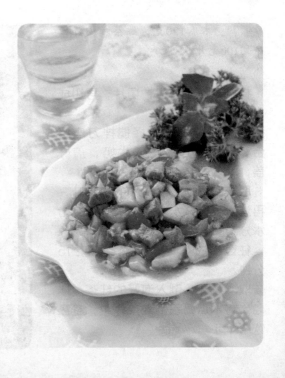

● 原料：鸭肉200克，菠萝肉180克，彩椒块50克，姜片、蒜末、葱段各少许

● 调料：盐、鸡粉各2克，蚝油、料酒各6毫升，生抽、水淀粉、食用油各适量

● 做法：

①将菠萝肉切丁；鸭肉洗净切块，加生抽、料酒、盐、鸡粉、水淀粉、食用油拌匀，腌渍10分钟。

②锅中加水烧开，加食用油，放入菠萝丁、彩椒块煮半分钟后捞出。

③锅中注油烧热，下入姜片、蒜末、葱段爆香，放入鸭肉块，淋料酒炒透。

④放入菠萝、彩椒翻炒，加蚝油、生抽、盐、鸡粉调味，用水淀粉勾芡炒熟即可。

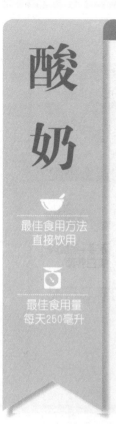

酸奶

最佳食用方法
直接饮用

最佳食用量
每天250毫升

♻ 营养功效

酸奶能抑制肠道腐败菌的繁殖，防止和阻碍人体吸收有害菌分解的毒素，有调节肠道、增强机体抗病的能力，还能刺激胃酸分泌，增强胃肠消化功能，对保护脾胃有益。

☢ 其他注意事项

肾衰竭患者、糖尿病酮症酸中毒患者、泌尿系结石患者不宜饮用酸奶。

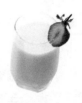

营养互补的黄金搭配

✓ 酸奶+草莓
增加营养价值

✓ 酸奶+木瓜
润肠通便

有损身体的禁忌搭配

✗ 酸奶+香肠
引发癌症

✗ 酸奶+咸鱼
影响吸收

🍵 草莓酸奶昔

● **原料：** 酸奶300克，草莓60克

● **调料：** 白糖少许

● **做法：**

①将草莓去蒂，用清水洗净，切成小块。

②取准备好的搅拌机，选择搅拌刀座组合，倒入部分草莓，再倒入酸奶，撒上少许白糖。

③加盖，通电后选取"榨汁"功能，快速搅拌至榨出果汁。

④断电后倒出奶昔，装入杯中，点缀上剩余的草莓即可。

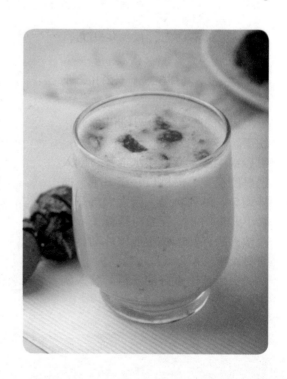

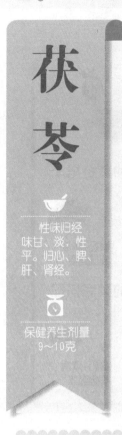

茯苓

性味归经
味甘、淡，性平。归心、脾、肝、肾经。

保健养生剂量
9～10克

♻ 营养功效

　　茯苓具有利水、消肿、固精、安神、健脾胃等功效，主治小便不利、水肿胀满、痰饮咳嗽、食少脘闷、呕吐、泄泻、遗精白浊等病症，对保护脾胃有益。

☢ 其他注意事项

　　虚寒精滑者、气虚下陷者不宜服用；茯苓不可与地榆、雄黄、龟甲等共同使用。

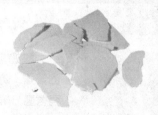

营养互补的黄金搭配

✓ 茯苓+马蹄
防癌抗癌

✓ 茯苓+猪瘦肉
美白养颜

有损身体的禁忌搭配

✗ 茯苓+醋
削弱茯苓药效

⊕ 养颜茯苓核桃瘦肉汤

● 原料：茯苓15克，核桃仁50克，猪瘦肉300克

● 调料：盐、鸡粉各2克，料酒10毫升

● 做法：

① 将猪瘦肉洗净，捞出，沥干水分，切丁。

② 砂锅中注入适量清水烧开，倒入洗好的茯苓、核桃仁、瘦肉丁，搅拌均匀，淋入料酒，用大火烧开后转小火炖1小时，至食材熟透。

③ 放入少许盐、鸡粉搅拌片刻，至食材入味。

④ 关火后盛出煮好的汤料，装入碗中即可。

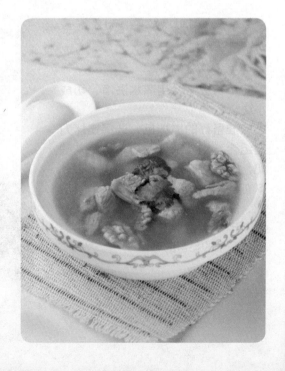

枸杞

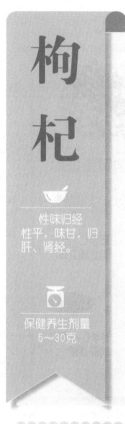

性味归经
性平，味甘，归肝、肾经。

保健养生剂量
5～30克

♻ 营养功效

枸杞是滋肾、养胃的高级补品，有补肝、明目、抑制肿瘤生长和细胞癌变的功效，适用于肝肾阴亏、胃痛、腰膝酸软、头晕目眩、虚劳咳嗽、消渴、遗精等病症。

☢ 其他注意事项

感冒发热患者、外邪实热者、脾虚湿热泄泻者不宜食用枸杞。

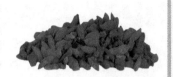

✓ 枸杞+鸡蛋
抗老防衰

✓ 枸杞+甲鱼
补肾、安神

有损身体的禁忌搭配

✗ 枸杞+螃蟹
引起腹痛

✗ 枸杞+绿茶
药性不同

⊕ 枸杞青蒿甲鱼汤

●**原料：** 甲鱼块600克，枸杞10克，青蒿8克，地骨皮10克，姜片少许

●**调料：** 鸡汁10毫升，料酒16毫升，盐、鸡粉各2克

●**做法：**

①锅中注入适量清水烧开，倒入洗净的甲鱼块，淋料酒煮沸，汆去血水后捞出，沥干水分。

②砂锅中注入适量清水烧开，放入洗净的青蒿、地骨皮、姜片，倒入洗好的枸杞、甲鱼块，淋入适量鸡汁、料酒拌匀，大火烧开后转小火煮30分钟，至食材熟透。

③放盐、鸡粉拌匀调味，装入汤碗中即可。

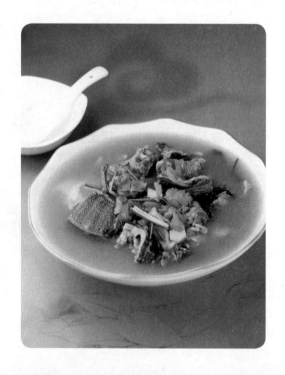

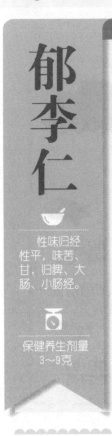

郁李仁

性味归经
性平，味苦、甘，归脾、大肠、小肠经。

保健养生剂量
3～9克

♻ 营养功效

郁李仁种子含苦杏仁苷、脂肪油、挥发性有机酸、粗蛋白质、纤维素、淀粉、油酸等营养元素，具有利尿、镇静、润燥滑肠、滋养脾胃之效，可用于治疗水肿、肠胃燥热等症。

☢ 其他注意事项

孕妇慎用郁李仁。

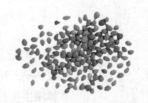

营养互补的黄金搭配

郁李仁+玉米须
利尿降压

郁李仁+当归
有止痛之效

郁李仁+陈皮
理气和胃

郁李仁+火麻仁
润肠通便

通草郁李仁茶

●原料：通草、车前子、玉米须各5克，郁李仁3克

●调料：白砂糖15克

●做法：

①将通草、车前子、玉米须、郁李仁分别放入清水中洗净，捞出，沥干水分。

②将通草、车前子、玉米须、郁李仁分别放入锅中。

③往锅中加入350毫升清水，用大火烧开。

④转小火续煮15分钟至药材析出有效成分。

⑤最后加入白砂糖，搅拌至白砂糖溶化即可。

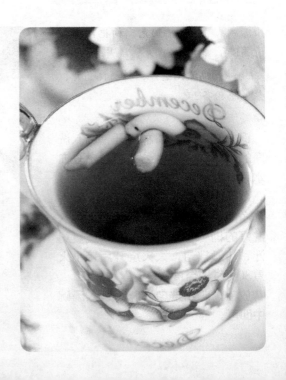

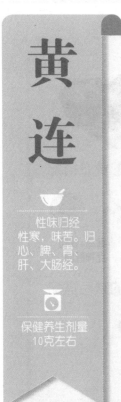

黄连

性味归经
性寒，味苦。归心、脾、胃、肝、大肠经。

保健养生剂量
10克左右

营养功效

黄连中含有黄连碱、木兰花碱等，具有清热燥湿、泻火解毒的功效，可用于肠胃湿热、泻痢呕吐、热盛火炽等症。黄连炒用能够降低寒性，姜炙能够清胃止呕。

其他注意事项

脾胃虚寒、苦燥伤津、阴虚津伤者不宜服用黄连。

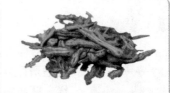

营养互补的黄金搭配

✓ 黄连+阿胶
补血补虚

✓ 黄连+干姜
温中止呕

有损身体的禁忌搭配

✗ 黄连+附子
大大降低药效

黄连阿胶鸡蛋汤

●**原料：** 黄连10克，阿胶9克，黄芩3克，白芍3克，鸡蛋2个

●**调料：** 白糖15克

●**做法：**

①将鸡蛋打开，取蛋黄，备用。

②砂锅中注入适量清水烧开，放入洗净的黄连、黄芩、白芍，用小火煮20分钟，至其析出有效成分，再把药材捞出。

③往锅中放入阿胶、蛋黄，用小火煮10分钟，至其熟透。

④放入白糖拌匀，略煮片刻，至白糖溶化。

⑤把煮好的汤料盛出，装入碗中，即可食用。

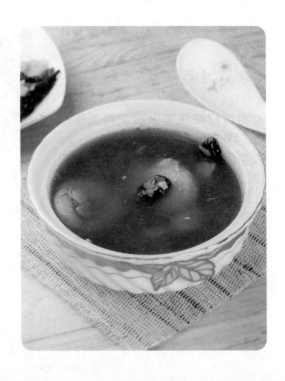

薄荷

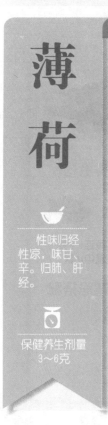

性味归经
性凉，味甘、
辛。归肺、肝
经。

保健养生剂量
3～6克

♻ 营养功效

薄荷叶含挥发油，其中包括薄荷醇、薄荷铜、柠檬烯、鞣质等成分，有养胃补脾、疏散风热、清利头目、发汗退热的功效，可用于两胁胀痛、胃脘不舒等症。

☢ 其他注意事项

汗多表虚、阴虚血燥体质者不宜服用薄荷。

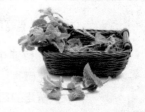

营养互补的黄金搭配

✓ 薄荷+马齿苋
清心明目　　✓ 薄荷+蜂蜜
提神醒脑

有损身体的禁忌搭配

✗ 薄荷+甲鱼
影响功效

⊕ 薄荷柠檬茶

● **原料：** 黄柠檬40克，新鲜薄荷叶30克

● **调料：** 蜂蜜、开水各适量

● **做法：**

① 将黄柠檬洗净杂质，再沥干水分，切成薄片，备用。

② 将新鲜薄荷叶用清水洗净，揉碎，备用。

③ 取一个干净的玻璃茶杯，再放入揉碎的薄荷叶，撒上柠檬片。

④ 往玻璃茶杯中注入适量开水。

⑤ 加入适量蜂蜜，搅拌均匀，浸泡2分钟至散发出香味。

⑥ 趁热饮用即可。

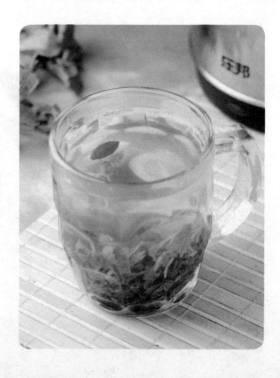

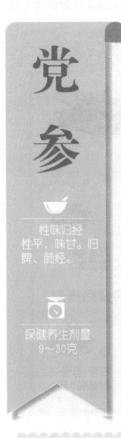

党参

性味归经
性平，味甘。归脾、肺经。

保健养生剂量
9～30克

营养功效

党参具有补中益气、健脾益肺的功效，可用于治疗气血不足、脾肺虚弱、老倦乏力、气短心悸、食少便溏、虚喘咳嗽、内热消渴、血虚萎黄、便血、崩漏等症。

其他注意事项

不宜与藜芦同食；服用党参时忌吃白萝卜，忌与茶同食；阴虚内热者、内火过盛者、气滞者禁用党参。

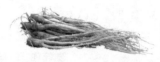

营养互补的黄金搭配

党参+黄芪
补气补血

党参+兔肉
健脾养胃

有损身体的禁忌搭配

党参+萝卜
降低药效

党参+藜芦
大伤元气

🍵 党参黄芪饮

● 原料：黄芪10克，党参15克
● 调料：冰糖适量
● 做法：

① 将锅置于火上，再往锅中注入适量清水，用大火烧开。

② 往锅中放入洗净的黄芪、党参。

③ 盖上盖，大火烧开后，用小火煮20分钟，至药材析出有效成分。

④ 揭开盖，搅拌均匀，再调入冰糖，煮至冰糖溶化。

⑤ 把煮好的党参黄芪饮盛出，装入碗中即可。

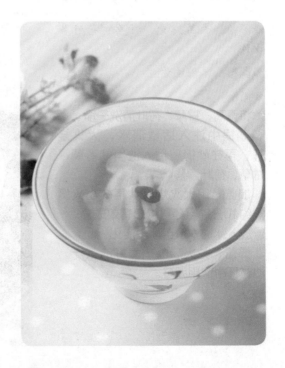

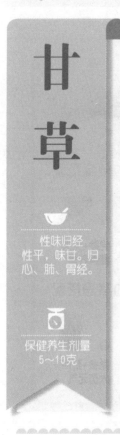

甘草

性味归经
性平，味甘。归心、肺、胃经。

保健养生剂量
5～10克

营养功效

甘草有解毒、祛痰、止痛等作用，在中医上，甘草能补脾益气、滋咳润肺、缓急解毒、调和百药。甘草蜜炙后入药，可治脾胃功能减退、大便溏薄。

其他注意事项

湿热胀满、呕吐、水肿及有高血压症的患者忌服；不宜服用大剂量的甘草，否则容易引起水肿。

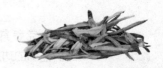

营养互补的黄金搭配

甘草+荷叶
养心安神

甘草+黄连
除口臭

有损身体的禁忌搭配

甘草+鲤鱼
导致腹痛

甘草+海带
对健康不利

青蒿荷叶甘草茶

●原料：青蒿15克，甘草、荷叶各少许

●调料：冰糖适量

●做法：

①将青蒿、甘草、荷叶清洗干净。

②砂锅中注入适量清水，大火烧开，再往砂锅里倒入洗净的青蒿、甘草、荷叶。

③加盖，用大火烧开，再转小火煲煮约10分钟至药材析出有效成分。

④放入冰糖，煮至冰糖溶化。

⑤揭盖，关火后盛出煮好的茶汁，滤在杯中饮用即可。

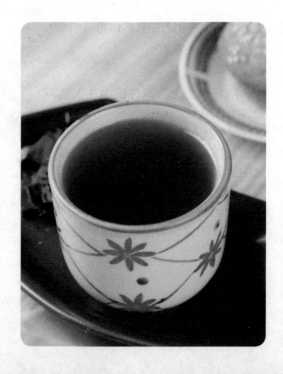

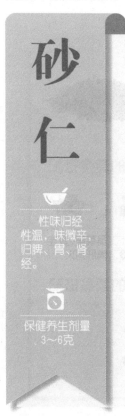

砂仁

性味归经
性温，味微辛，
归脾、胃、肾
经。

保健养生剂量
3～6克

♻ 营养功效

砂仁具有行气调中、和胃醒脾的功效，主治腹痛痞胀、胃呆食滞、噎膈呕吐、寒泻冷痢、妊娠胎动。砂仁常与厚朴、枳实、陈皮等配合，治疗胸脘胀满、腹胀食少等症。

☢ 其他注意事项

阴虚有热者忌服，有些人服用后易出现过敏反应。

营养互补的黄金搭配

✔ 砂仁+鲫鱼
益气、养胃

✔ 砂仁+鸡肉
润肾安胎

✔ 砂仁+大米
健养脾胃

✔ 砂仁+排骨
温暖脾胃

🍲 砂仁粥

● 原料：水发大米170克，砂仁15克
● 调料：白糖适量
● 做法：
① 将砂仁洗净，捣碎成粉末，装入碗中，备用。
② 砂锅中注入适量清水，用大火烧开，再倒入淘洗干净的大米，搅拌均匀。
③ 放入砂仁粉，搅拌均匀。
④ 加盖，大火烧开后，改用小火煲约40分钟。
⑤ 调入白糖，煮至白糖溶化。
⑥ 揭盖，关火后盛出砂仁粥，装入碗中即可。

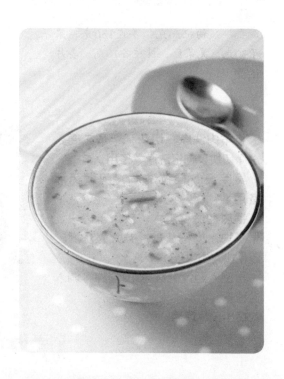

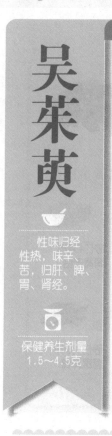

吴茱萸

性味归经
性热，味辛、苦，归肝、脾、胃、肾经。

保健养生剂量
1.5~4.5克

♻ 营养功效

吴茱萸温中、下气、开郁，具有散寒止痛、降逆止呕、助阳止泻之效，可用于厥阴头痛、寒疝腹痛、寒湿脚气、脘腹胀痛、呕吐吞酸、泄泻等症。

☢ 其他注意事项

有热性呕吐、头痛、胃腹痛等症的患者，不宜食用吴茱萸。

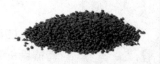

营养互补的黄金搭配

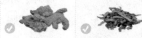

✓ 吴茱萸+姜
可治胃气虚冷

✓ 吴茱萸+黄连
清肝泻火

有损身体的禁忌搭配

✗ 吴茱萸+猪心
影响药效

⊕ 吴茱萸栗子羊肉汤

● 原料：枸杞20克，羊肉150克，栗子30克，吴茱萸、桂枝各10克，姜片适量

● 调料：盐5克

● 做法：

① 将羊肉洗净，切块；栗子去壳，洗净切块；枸杞洗净，备用。

② 吴茱萸、桂枝洗净，煎取药汁备用。

③ 锅内加适量清水，放入羊肉块、栗子块、枸杞、姜片，大火烧沸，改用小火煮20分钟。

④ 再倒入药汁，续煮10分钟，调入盐稍煮。

⑤ 捞出姜片饮用即可。

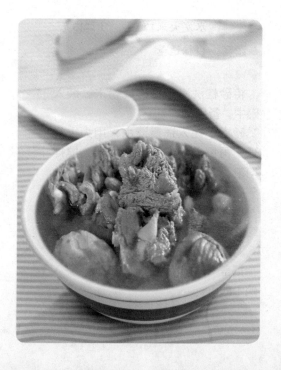

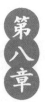

第八章 清肺润肺食养方

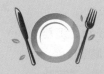

肺主气司呼吸，主行水，朝百脉，主治节。肺脏在五脏六腑中位置最高，覆盖诸脏，故有"华盖"之称。肺脏是人体用来呼吸的器官，起着推动和调节全身水液的输布和排泄的重要作用。养好肺脏，便能清肺润肺。

本章将根据《黄帝内经》介绍一些能起到清肺润肺功效的常见食材、中药材，并列举相应的食养方。

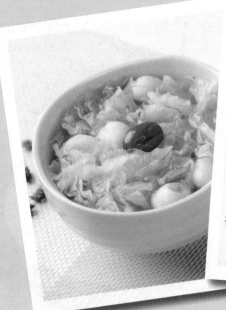

《黄帝内经》

"肺者，相傅之官，治节出焉。"

"肺热病者，右颊先赤。"

"先淅然厥，起毫毛，恶风寒，舌上黄，身热。热争则喘咳，痛走胸膺痛，不得太息，头痛不堪，汗出而寒。"

"肺色白，宜食苦，莲子、猪肉、杏仁皆苦。"

白萝卜

最佳食用方法
炖、炒、腌

最佳食用量
每餐约80克

营养功效

白萝卜含芥子油、淀粉酶、粗纤维等，有增强食欲、止咳化痰、润肺生津、凉血止血、下气宽中、消食化滞、开胃健脾、顺气化痰的功效，适用于肺部不适的患者。

其他注意事项

白萝卜不宜与水果一起吃；生白萝卜与人参、西洋参药性相克，不可同食，以免药效相反，起不到补益作用。

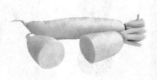

营养互补的黄金搭配

白萝卜+虾米
促进吸收

白萝卜+羊肉
降低血脂

有损身体的禁忌搭配

白萝卜+猪肝
降低营养价值

白萝卜+黑木耳
容易引发皮炎

虾米白萝卜丝

- **原料：** 虾米50克，白萝卜350克
- **调料：** 生姜1块，红椒1个，料酒10毫升，盐5克，鸡精2克，食用油少许
- **做法：**

① 将虾米泡发洗净；白萝卜洗净切丝；生姜洗净切丝；红椒洗净切小片。

② 将炒锅置火上，加水烧开，下入白萝卜丝焯水，捞出后沥干水分，盛入盘中。

③ 锅注油烧热，倒入虾米、红椒、姜丝，加盐、鸡精、料酒炒匀，起锅倒在白萝卜丝上即可。

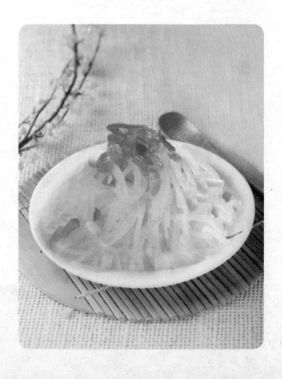

冬瓜

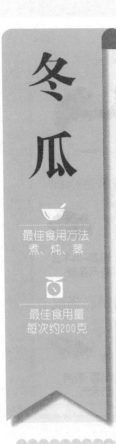

最佳食用方法
煮、炖、蒸

最佳食用量
每次约200克

♻ 营养功效

冬瓜性寒，含有多种营养成分，能起到养胃生津、清降胃火的作用，使人食量减少，促使体内淀粉、糖转化为热能，而不变成脂肪，且对润肺补虚有益。

☢ 其他注意事项

因冬瓜性寒，故久病不愈者与阴虚火旺、脾胃虚寒、易泄泻者慎食；服滋补药品时忌食冬瓜。

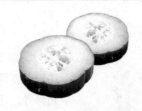

营养互补的黄金搭配

✓ 冬瓜+海带
降低血压

✓ 冬瓜+火腿
治疗小便不爽

有损身体的禁忌搭配

✗ 冬瓜+鲫鱼
导致身体脱水

✗ 冬瓜+人参
降低滋补效果

⊕ 冬瓜夹火腿

● 原料：冬瓜380克，火腿100克，葱花少许

● 调料：盐2克，鸡粉2克，水淀粉5克，鸡汁3毫升，食用油适量

● 做法：

① 将冬瓜洗净，切块，打花刀，切开一道口子；火腿切片，备用。

② 把火腿夹入冬瓜块中，装盘，撒上少许盐、鸡粉。

③ 把冬瓜块放入烧开的蒸锅中，用中火蒸10分钟至熟后取出。

④ 锅中注油烧热，倒入适量清水，加盐、鸡汁拌匀煮沸，倒入适量水淀粉勾芡。

⑤ 放入葱花拌匀，制成芡汁，浇在冬瓜块上即可。

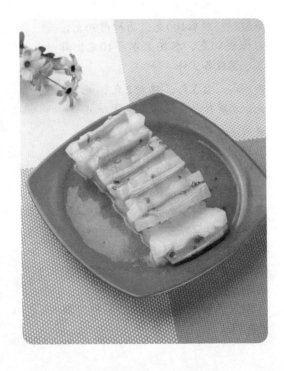

马蹄

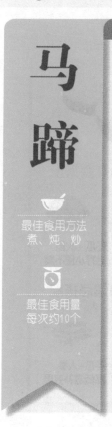

最佳食用方法
煮、炖、炒

最佳食用量
每次约10个

♻ 营养功效

马蹄有清热泻火的良好功效，既可清热生津，又可补充营养，还具有凉血解毒、解热止渴、利尿通便、化湿祛痰、消食除胀等功效，适用于缓解肺部不适等症状。

☢ 其他注意事项

马蹄是水生蔬菜，易受污染，生吃易中毒，建议熟制后食用；马蹄属生冷食物，脾肾虚寒和有血瘀者忌食。

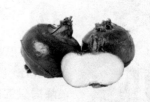

营养互补的黄金搭配

马蹄+核桃仁
促进消化

马蹄+黑木耳
补气强身

有损身体的禁忌搭配

马蹄+香蕉
导致体寒

马蹄+鹿肉
伤元气

⊕ 丝瓜马蹄炒黑木耳

● 原料：丝瓜100克，马蹄肉90克，彩椒块50克，水发黑木耳40克，蒜末、葱段各少许

● 调料：盐3克，鸡粉2克，蚝油6克，水淀粉、食用油各适量

● 做法：

① 马蹄肉洗净，切片；黑木耳洗净切块；丝瓜洗净，去瓤，切块。

② 锅中加水烧开，加盐，下入黑木耳煮半分钟，再下入丝瓜、彩椒块、马蹄煮半分钟至断生，捞出全部食材。

③ 锅中注油烧热，放入蒜末、葱段爆香，倒入焯过水的食材炒匀，加蚝油、盐、鸡粉调味。

④ 倒入适量水淀粉，翻炒至食材熟透即可。

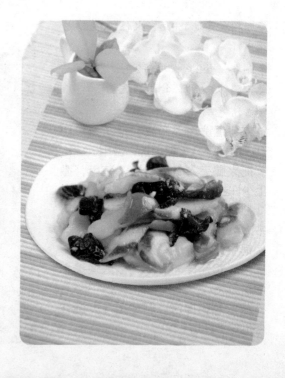

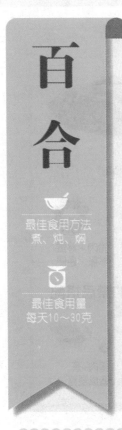

百合

最佳食用方法
煮、炖、焖

最佳食用量
每天10~30克

营养功效

百合营养价值丰富，其鲜品中含有黏液质，能起到润燥清热的作用，在平日里可经常食用，也可以用于治疗肺燥、肺热咳嗽等症。

其他注意事项

百合中的秋水仙碱对肠胃有刺激作用，用量过多可产生胃肠道症状如恶心、呕吐、食欲减退、腹泻等反应。

营养互补的黄金搭配

百合+杏仁
补肺滋阴

百合+莲子
滋阴补血

有损身体的禁忌搭配

百合+猪肉
引起中毒

百合+羊肉
引起腹泻

莲子百合汤

- 原料：鲜百合35克，水发莲子50克
- 调料：白糖适量
- 做法：

①莲子洗净，去芯，备用；百合洗净，备用。

②将锅置火上，加适量清水烧开，先将莲子入沸水中焖煮至熟，再放入白糖、百合煮沸，盛入汤盅里。

③将汤盅放入蒸锅中，用小火蒸30分钟，取出即可。

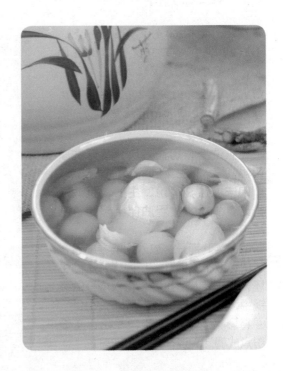

猪肉

最佳食用方法
煮、炒、炖

最佳食用量
每天约100克

营养功效

猪肉含维生素B$_1$，能改善缺铁性贫血。猪肉中还含有锌，能提高身体免疫力。此外，猪肉还具有滋阴润燥、补虚润肺的功效，对热病伤津、燥咳等病症具有食疗功效。

其他注意事项

猪肉最好斜切，而且还要注意剔除猪颈等处灰色、黄色或暗红色的肉疙瘩。

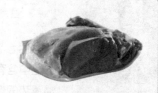

营养互补的黄金搭配

✓ 猪肉+豆腐皮
滋阴润燥

✓ 猪肉+鸡蛋
除胀、通便

有损身体的禁忌搭配

✗ 猪肉+田螺
伤肠胃

✗ 猪肉+茶
造成便秘

金玉猪肉卷

● 原料：肉末260克，鸡蛋清35克，千张200克，香菇30克，彩椒块10克，白菜叶95克，葱花少许

● 调料：盐、鸡粉各2克，生粉、生抽、水淀粉、食用油各适量

● 做法：
① 千张洗净，切长方块；香菇洗净切粒，焯水；白菜叶洗净，焯水。
② 肉末加盐、鸡粉、生抽、蛋清、香菇、生粉、食用油拌至起劲，制成肉馅。
③ 取白菜叶铺开，放入肉馅卷成卷，封口；取千张铺开，按同样方法制生坯，一起装入蒸盘中，再入烧开的蒸锅中，用中火蒸8分钟至熟后取出。
④ 将彩椒、鸡粉、盐、葱花、水淀粉煮成稠汁，浇在肉卷上即可。

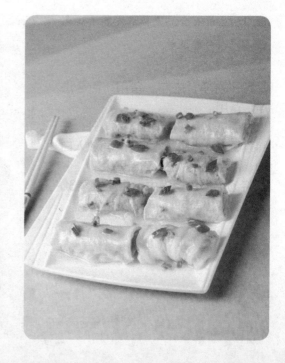

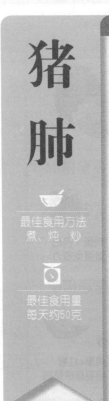

猪肺

最佳食用方法
煮、炖、炒

最佳食用量
每天约50克

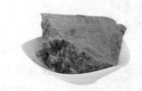

营养功效

猪肺含有蛋白质、脂肪、钙、磷、铁等，有补肺、止咳、止血的功效，凡肺气虚弱如肺结核、肺气肿等病人，以猪肺作为食疗之品，都有一定益处。

其他注意事项

购买猪肺时，不要购买鲜红色的，因为充血的猪肺炖出来会发黑，最好选择颜色稍淡的猪肺。

营养互补的黄金搭配

✓ 猪肺＋雪梨
清热润肺

✓ 猪肺＋玉竹
滋阴润肺

有损身体的禁忌搭配

✗ 猪肺＋花菜
致气滞、霍乱

✗ 猪肺＋杏仁
蛋白质吸收少

沙参玉竹煲猪肺

●原料：猪肺300克，玉竹10克，沙参12克，红枣15克

●调料：盐、鸡粉各2克，料酒10毫升

●做法：

①将猪肺处理干净，切小块，放入沸水中搅匀煮沸，淋料酒拌匀，汆煮好后捞出，洗净。

②砂锅中注入适量清水烧开，加入洗净的玉竹、党参、红枣，倒入猪肺，淋料酒拌匀，用小火煮30分钟，至食材熟透。

③放盐、鸡粉搅匀，至食材入味。

④关火后将煮好的猪肺汤盛出，装入碗中即可。

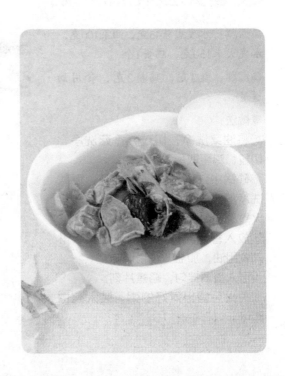

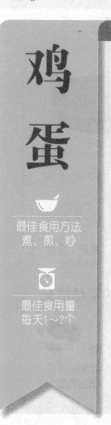

鸡蛋

最佳食用方法
煮、煎、炒

最佳食用量
每天1~2个

营养功效

鸡蛋含多种维生素，且铁含量丰富，利用率100%，是人体铁的良好来源。中医认为，鸡蛋有清热、解毒、消炎、保护黏膜的作用，常食用还有清热养肺之效。

其他注意事项

吃完鸡蛋不宜立即饮茶，因茶叶中含有大量鞣酸，会导致肠道蠕动减慢，易造成便秘。

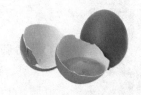

营养互补的黄金搭配

✓ 鸡蛋+香菇
养心润肺

✓ 鸡蛋+枸杞
增强免疫力

有损身体的禁忌搭配

✗ 鸡蛋+白糖
对身体不利

✗ 鸡蛋+红薯
容易造成腹痛

香菇蛋花油菜粥

- 原料：水发香菇45克，油菜100克，水发大米150克，鸡蛋1个
- 调料：盐3克，鸡粉2克，食用油适量
- 做法：

①将油菜洗净，切粒；香菇洗净，切粒；鸡蛋取蛋清，备用。

②砂锅中注入适量清水烧开，倒入洗净的大米拌匀，大火烧开后转小火煮30分钟至熟。

③放入香菇粒拌匀，倒入油菜，淋入食用油，加盐、鸡粉调味。

④倒入蛋清拌匀，略煮片刻。

⑤关火后盛出煮好的粥，装入碗中即可。

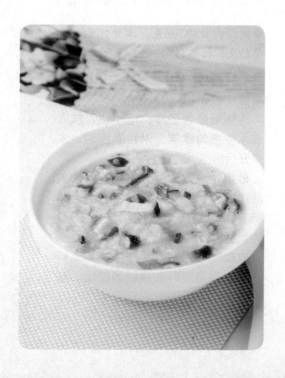

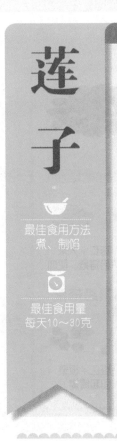

莲子

最佳食用方法
煮、制馅

最佳食用量
每天10～30克

营养功效

莲子含丰富的蛋白质、淀粉、钙、磷和钾等营养素，有镇静神经、养心安神等功效，搭配雪耳、燕窝等具有很好的润肺调养之效，经常食用莲子对健康十分有益。

其他注意事项

便秘和脘腹胀闷者忌用；烹饪莲子前，要将莲心去除，以免有苦味。

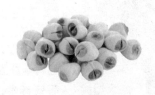

营养互补的黄金搭配

莲子+鸡肉
养心安神

莲子+银耳
滋阴润肺

有损身体的禁忌搭配

莲子+螃蟹
产生不良反应

莲子+龟肉
产生不良反应

桑葚莲子银耳汤

● 原料：桑葚干5克，水发莲子70克，水发银耳120克，红枣适量

● 调料：冰糖30克

● 做法：

① 将银耳洗净，切成小块。

② 砂锅中注入适量清水烧开，倒入桑葚干，用小火煮15分钟，至其析出营养物质后，捞出桑葚。

③ 倒入洗净的莲子和红枣，加入银耳，用小火再煮20分钟，至食材熟透。

④ 倒入冰糖拌匀，用小火煮至冰糖溶化。

⑤ 关火后将煮好的汤料盛出，装入碗中即可。

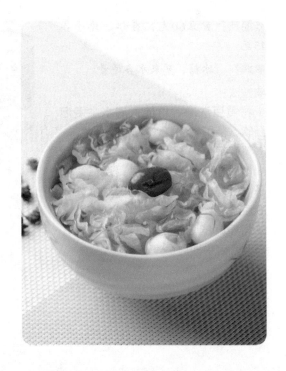

杏仁

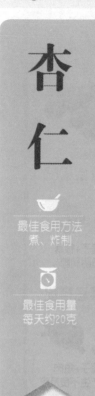

最佳食用方法
煮、炸制

最佳食用量
每天约20克

♻ 营养功效

杏仁，性味甘平无毒，含有丰富的蛋白质、植物脂肪等营养素，有很好的润燥补肺、滋养肌肤的作用，对于燥热咳嗽、虚劳咳嗽均有一定的缓解功效。

☢ 其他注意事项

产妇、幼儿、糖尿病患者不宜食用。杏仁经温油炸制后方可食用。

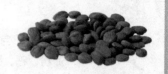

营养互补的黄金搭配

杏仁+榛子
清热解毒

杏仁+大米
治痔疮、便血

有损身体的禁忌搭配

杏仁+猪肉
引起肚子痛

杏仁+板栗
引起胃痛

🍵 杏仁榛子豆浆

● 原料：黄豆60克，杏仁、榛子各15克

● 调料：冰糖、矿泉水各适量

● 做法：

① 将黄豆洗净，再放入清水中浸泡至软，备用。

② 将杏仁、榛子分别洗净。

③ 取豆浆机，放入黄豆、杏仁、榛子、冰糖，再倒入适量矿泉水，榨取豆浆。

④ 将榨好的豆浆滤去渣滓并煮沸，再倒入碗中即可。

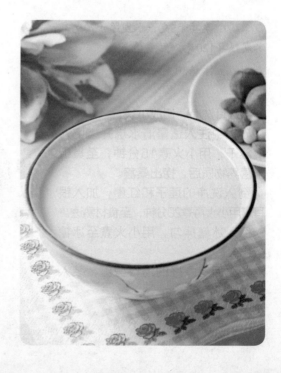

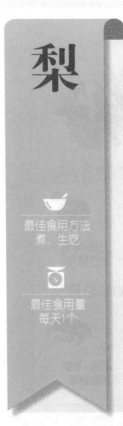

梨

最佳食用方法
煮、生吃

最佳食用量
每天1个

♻ 营养功效

多吃梨可预防感冒。而且，现在空气污染比较严重，多吃梨可改善呼吸系统和肺功能，保护肺部免受空气中灰尘和烟尘的影响。

☢ 其他注意事项

为防止农药危害健康，吃梨之前要洗净削皮，而且吃梨后最好不要大量饮用开水，以免发生腹泻的现象。

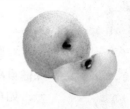

营养互补的黄金搭配

梨+蜂蜜
缓解咳嗽

梨+黄瓜
滋阴清热

有损身体的禁忌搭配

梨+螃蟹
损伤肠胃

梨+白萝卜
致甲状腺肿大

🥄 蜂蜜雪梨莲藕汁

● 原料：莲藕300克，雪梨200克，枸杞少许

● 调料：蜂蜜20克，矿泉水适量

● 做法：

① 将雪梨洗净，去皮、核，切丁；莲藕洗净去皮，切丁；枸杞洗净。

② 锅中注入适量清水烧开，倒入藕丁搅散，煮1分半后捞出，沥干水分，备用。

③ 取榨汁机，选择搅拌刀座组合，倒入莲藕、雪梨、矿泉水，选择"榨汁"功能，榨取蔬果汁。

④ 加入蜂蜜，再次选择"榨汁"功能，搅拌均匀。

⑤ 断电后揭盖，把榨好的蔬果汁倒入杯中，加枸杞点缀即可。

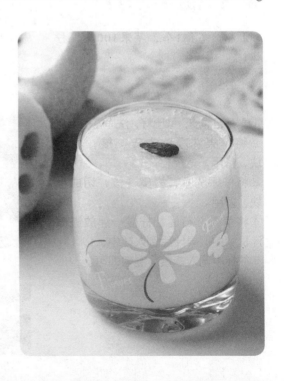

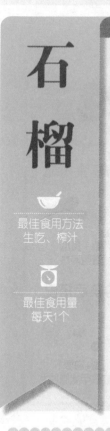

石榴

最佳食用方法
生吃、榨汁

最佳食用量
每天1个

♻ 营养功效

石榴是一种营养丰富的保健食品，含有多种营养成分，如糖、酸、磷、钙、铁等，具有生津止渴、清热解毒的作用。石榴捣汁饮用，有良好的润肺止咳之效。

☢ 其他注意事项

买石榴的时候可以用手轻轻一捏，不要硬的，尽量选择软的。石榴应放在昏暗、阴凉处保存。

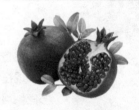

营养互补的黄金搭配

石榴+梨
降血脂

石榴+苹果
治疗腹泻

有损身体的禁忌搭配

石榴+土豆
引起中毒

石榴+螃蟹
刺激肠胃

⊕ 石榴苹果汁

● 原料：石榴1个，苹果100克，柠檬1个

● 调料：蜂蜜适量

● 做法：
① 剥开石榴皮，取出籽，洗净，备用。
② 将苹果洗净，去皮、核，切小块，备用。
③ 将柠檬洗净，去皮、核，切成小块，备用。
④ 将苹果、石榴、柠檬一起放进榨汁机，榨取果汁后倒入杯中。
⑤ 往杯中调入蜂蜜，混匀即可。

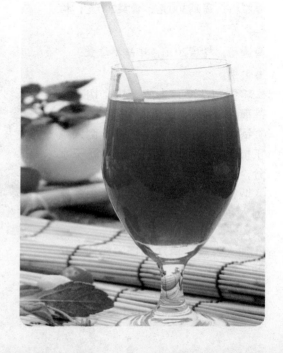

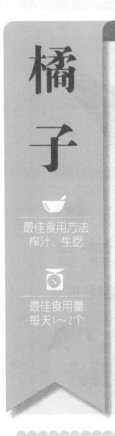

橘子

最佳食用方法
榨汁、生吃

最佳食用量
每天1~2个

♲ 营养功效

橘子含糖类、维生素、苹果酸、柠檬酸、蛋白质、纤维素、矿物质等，具有润肺、止咳、化痰、健脾、顺气、止渴的药效，适量多食用，还能减轻咳嗽多痰的症状。

☢ 其他注意事项

胃肠、肾、肺虚寒的老人不可多吃，以免诱发腹痛、腰膝酸软等病症。此外，橘子也不宜空腹食用。

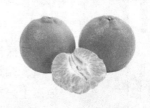

营养互补的黄金搭配

✔ 橘子+生姜
治疗感冒

✔ 橘子+芹菜
缓解消化不良

有损身体的禁忌搭配

✘ 橘子+白萝卜
致甲状腺肿大

✘ 橘子+兔肉
导致腹泻

⊕ 芹菜胡萝卜柑橘汁

● 原料：芹菜70克，胡萝卜100克，柑橘1个

● 调料：冰糖、矿泉水各适量

● 做法：

① 将芹菜洗净，切段；胡萝卜洗净，去皮，切粒；柑橘去皮，掰瓣，去掉橘络，备用。

② 取榨汁机，选择搅拌刀座组合，倒入芹菜、胡萝卜、柑橘、冰糖，加入适量矿泉水。

③ 盖上盖，选择"榨汁"功能，榨取蔬果汁。

④ 揭开盖，把榨好的蔬果汁倒入杯中即可。

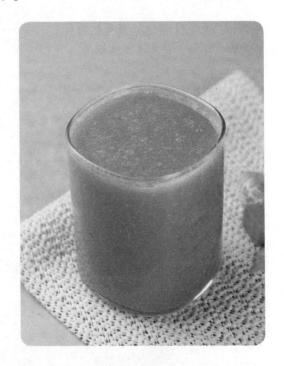

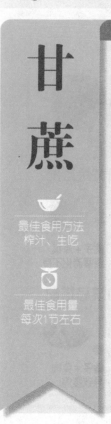

甘蔗

最佳食用方法
榨汁、生吃

最佳食用量
每次1节左右

营养功效

　　甘蔗具有清热、生津、下气、润燥清肺及解酒等功效，主治热病津伤、心烦口渴、反胃呕吐、肺燥咳嗽、大便燥结、醉酒等病症，是解夏暑秋燥之良药。

其他注意事项

　　甘蔗性寒，脾胃虚寒、胃腹寒疼者不宜食用。

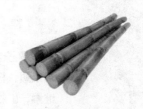

营养互补的黄金搭配

甘蔗+马蹄
清暑消渴

甘蔗+生姜
祛痰、生津

有损身体的禁忌搭配

甘蔗+核桃仁
影响铜的吸收

甘蔗+鱼
影响健康

马蹄甘蔗汁

● 原料：马蹄肉120克，甘蔗段85克
● 调料：冰糖、矿泉水各适量
● 做法：

①将马蹄肉洗净，去皮，切成小块，备用。
②将甘蔗洗净，去皮，取肉，切成小块，备用。
③取榨汁机，选择搅拌刀座组合，倒入马蹄肉、甘蔗、冰糖，注入适量矿泉水。
④盖上盖，选择"榨汁"功能，榨取汁水。
⑤断电后，倒出甘蔗汁，装入杯中即可。

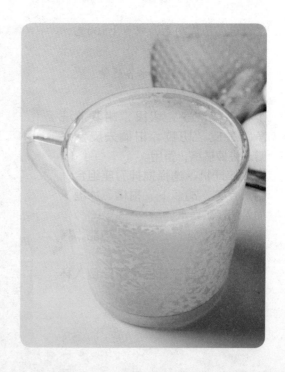

柿子

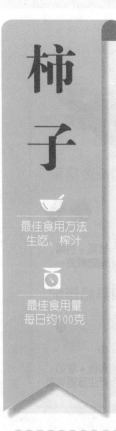

最佳食用方法
生吃、榨汁

最佳食用量
每日约100克

营养功效

柿子具有清热止渴、润肺止咳、凉血止血的功效。现代医学研究认为，柿子含有大量蔗糖、葡萄糖、果糖维生素C和胡萝卜素，经常食用柿子，对人体健康很有帮助。

其他注意事项

吃柿子时，切忌空腹食用，以免形成结石。另外，柿子不能与海鲜同食，食用后会出现中毒现象。

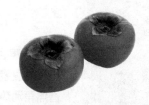

营养互补的黄金搭配

柿子＋黑豆
治疗血尿

柿子＋蜂蜜
治甲状腺肿大

有损身体的禁忌搭配

柿子＋章鱼
引起腹泻

柿子＋白萝卜
降低营养价值

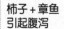

柿子蜂蜜汁

● 原料：柿子80克

● 调料：蜂蜜、矿泉水各适量

● 做法：

①柿子用清水洗干净，去蒂，再去除外皮，切成两半，然后再切成小块，备用。

②将切好的柿子块放入到榨汁机中，加入适量矿泉水，榨成柿子汁。

③将榨好的柿子汁倒入碗中，再加入蜂蜜，搅拌均匀即可。

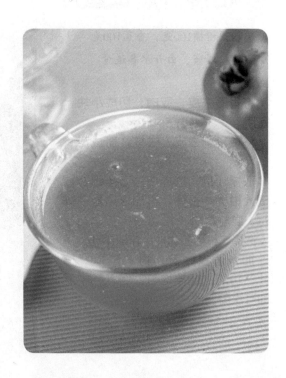

香蕉

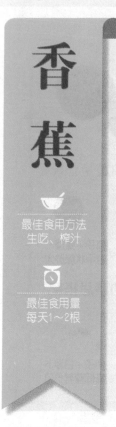

最佳食用方法
生吃、榨汁

最佳食用量
每天1～2根

♻ 营养功效

香蕉含蛋白质、果胶、钙和维生素等，中医上认为，香蕉有清热、解毒、生津、润肠润肺的功效，肺热咳嗽者可用香蕉炖冰糖服用，具有减轻病情的作用。

☢ 其他注意事项

香蕉不宜空腹食用，否则会导致血镁增加，从而抑制心血管系统。

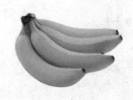

营养互补的黄金搭配

✓ 香蕉+蜂蜜
润肠通便

✓ 香蕉+柑橘
润肺解渴

有损身体的禁忌搭配

✗ 香蕉+芋头
导致腹胀

✗ 香蕉+酸奶
产生致癌物质

⊕ 柑橘香蕉蜂蜜汁

- **原料**：柑橘100克，香蕉100克
- **调料**：蜂蜜、白开水各适量
- **做法**：

① 将香蕉去皮，取肉，切成小块，备用。

② 将柑橘剥去皮，去核，掰成瓣，备用。

③ 取榨汁机，选择搅拌刀座组合，倒入柑橘、香蕉，再加入适量白开水，混匀。

④ 选择"榨汁"功能，榨取果汁。

⑤ 加入适量蜂蜜，再次选择"榨汁"功能，搅拌均匀，倒入杯中后即可饮用。

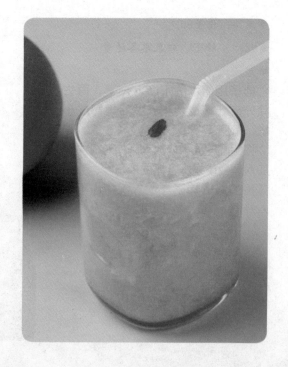

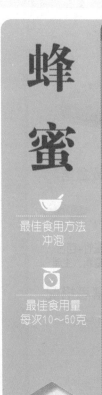

蜂蜜

最佳食用方法
冲泡

最佳食用量
每次10～50克

营养功效

蜂蜜具有很好的补虚、润燥、清肺、解毒、保护肝脏、营养心肌的功效，对于中气亏虚、肺燥咳嗽等都具备一定的食疗作用。

其他注意事项

选购蜂蜜时，以含水量少，有油性、稠如凝脂，味甜而纯正，无异臭及杂质的蜂蜜为佳。

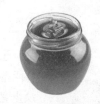

营养互补的黄金搭配

蜂蜜+牛奶
生津润喉

蜂蜜+柿子
润肺止咳

有损身体的禁忌搭配

蜂蜜+莴笋
导致腹泻

蜂蜜+韭菜
降低药效

香蕉蜂蜜牛奶

● 原料：香蕉120克，牛奶60克

● 调料：蜂蜜适量

● 做法：

① 将香蕉去除外皮，取果肉，切成小块，备用。

② 砂锅置于火上，注入适量清水，用大火烧开。

③ 倒入香蕉，拌匀，煮沸。

④ 注入牛奶，再加入蜂蜜，搅拌均匀。

⑤ 关火后盛出煮好的香蕉蜂蜜牛奶即可。

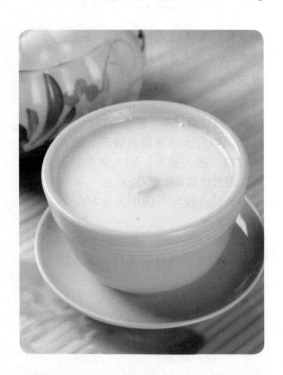

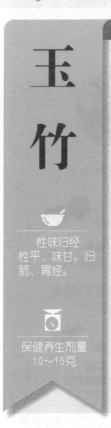

玉竹

性味归经
性平、味甘。归
肺、胃经。

保健养生剂量
10~15克

♻ 营养功效

玉竹是可与人参媲美的补阴圣品，具有养阴润燥、除烦止渴、润肺的功效，还能治疗热病阴伤、肺胃燥热等症，和麦冬、沙参搭配，对于肺热咳嗽等具有一定的作用。

☢ 其他注意事项

食用玉竹前最好要浸泡、洗净，以免有硫磺残留；胃有痰湿气滞者忌服玉竹。

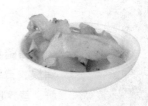

营养互补的黄金搭配

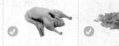

✔ 玉竹+鸭肉
滋阴清热

✔ 玉竹+百合
滋润、生津

有损身体的禁忌搭配

✘ 玉竹+辣椒
影响玉竹功效

🍲 玉竹百合牛蛙汤

- 原料：玉竹12克，鲜百合45克，牛蛙100克，姜片少许
- 调料：鸡汁适量，盐、鸡粉各2克
- 做法：
① 将牛蛙处理干净，斩成小块。
② 砂锅中注入适量清水烧开，倒入牛蛙块，放入姜片，加入洗净的玉竹、百合拌匀。
③ 淋入鸡汁拌匀，用小火煮40分钟至食材熟透。
④ 放入盐、鸡粉调味，煮至食材入味。
⑤ 关火后盛出煮好的汤料，装入碗中即可。

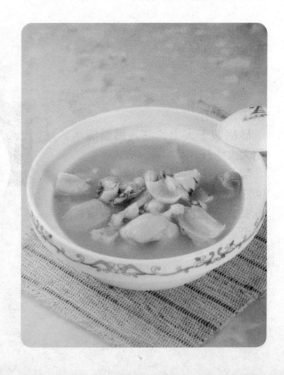

川贝

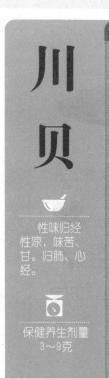

性味归经
性凉，味苦、甘。归肺、心经。

保健养生剂量
3～9克

♻ 营养功效

　　川贝中所含的生物碱等成分能起到止咳化痰功效，还能养肺阴、清肺热，适用于痰热咳喘、咳痰黄稠、阴虚燥咳、劳嗽等症。

☢ 其他注意事项

　　脾胃虚寒、寒痰、湿痰者不宜食用。

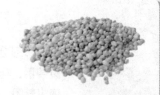

营养互补的黄金搭配

 ✔ 川贝+豆腐
清热润肺

 ✔ 川贝+雪梨
清热润肺

有损身体的禁忌搭配

 ✘ 川贝+乌头
有毒和副作用

🖰 川贝百合炖雪梨

● 原料：川贝20克，雪梨200克，鲜百合40克

● 调料：冰糖30克

● 做法：

①将雪梨洗净，去皮、核，切成小块。

②锅中注入适量清水烧开，倒入雪梨块，放入洗净的川贝、百合，搅拌匀，大火烧开后，用小火煮15分钟，至食材熟透。

③倒入冰糖拌匀，略煮片刻，至冰糖溶化。

④关火后盛出煮好的糖水，装入碗中即可。

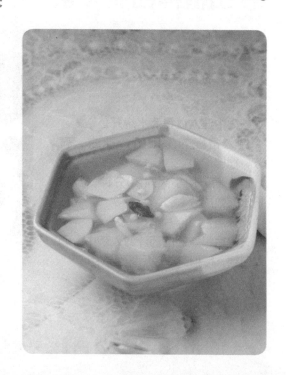

黄芩

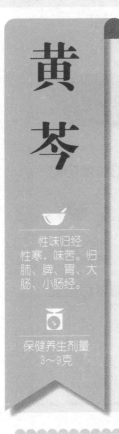

性味归经
性寒，味苦。归肺、脾、胃、大肠、小肠经。

保健养生剂量
3～9克

✿ 营养功效

黄芩含黄酮类化合物、黄芩素、糖类等，具有很好的清火养阴、泻火解毒的功效，可用于治疗肺热咳嗽、高热烦渴、黄疸、痈肿疮毒等症，尤其具有良好的清肺热之效。

☢ 其他注意事项

凡中气不足、脾胃虚寒泄泻、血虚腹痛、脾虚泄泻、脾虚水肿、血枯经闭者不宜服用黄芩。

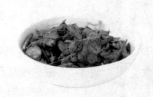

营养互补的黄金搭配

✔ 黄芩+柴胡
清热滋阴

✔ 黄芩+山楂
清火解毒

有损身体的禁忌搭配

✘ 黄芩+玄参
功能相反

⚕ 山楂神曲黄芩茶

●**原料：** 干山楂20克，神曲5克，黄芩10克

●**调料：** 白糖适量

●**做法：**

①砂锅中注入适量清水烧开。

②倒入备好的干山楂、神曲、黄芩，搅拌均匀。

③盖上盖，用小火煮20分钟，至其析出有效成分。

④揭开盖，搅拌片刻。

⑤关火后将煮好的药汁滤入碗中，调入白糖，待稍微放凉后即可饮用。

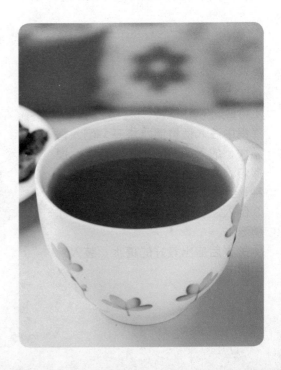

天门冬

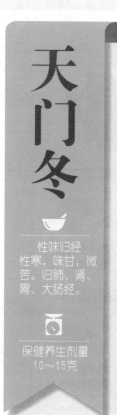

性味归经
性寒，味甘，微苦。归肺、肾、胃、大肠经。

保健养生剂量
10～15克

♻ 营养功效

天门冬含天门冬素、黏液质、木糖、葡萄糖等，具有润肺、滋阴、生津止渴、润肠通便的功效，适用于肺燥干咳、虚劳咳血、肺痿、咳嗽吐血、肺痈等症。

☢ 其他注意事项

由于天门冬属于性寒之物，故虚寒泄泻者以及外感风寒致咳嗽者忌用；此外，胃虚无热者忌服天门冬。

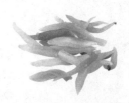

营养互补的黄金搭配

✓ 天门冬+杏仁
养阴润燥

✓ 天门冬+猪肺
缓解气管炎

有损身体的禁忌搭配

✗ 天门冬+鲤鱼
蛋白质吸收少

✗ 天门冬+鲫鱼
降低营养价值

⊕ 天门冬川贝猪肺汤

● **原料：** 猪肺300克，白萝卜200克，姜片、南杏仁各20克，川贝15克，天门冬10克

● **调料：** 盐3克，鸡粉少许，料酒7毫升

● **做法：**

①将白萝卜洗净去皮，切丁。

②锅中加水烧开，倒入处理干净的猪肺，用大火煮沸，氽去血渍后捞出装碗，加水洗净，去除脏物。

③砂锅中加水烧热，倒入洗净的姜片、南杏仁、川贝、天门冬、猪肺，淋料酒，用小火煮1个小时。

④放入白萝卜丁续煮20分钟，加盐、鸡粉调味，转中火煮至汤汁入味即可。

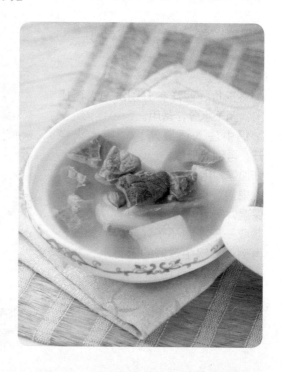

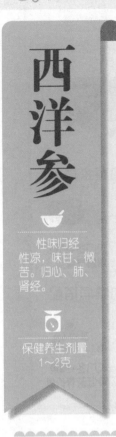

西洋参

性味归经
性凉，味甘、微苦。归心、肺、肾经。

保健养生剂量
1～2克

♻ 营养功效

西洋参有益肺阴、清虚火、生津止渴等功效，治肺虚久咳、咽干口渴、虚热烦倦、红斑性狼疮、再生障碍贫血、肠热便血、肺癌、胃癌、鼻咽癌、甲状腺癌等恶性癌症。

☢ 其他注意事项

体质虚寒、胃有寒湿、风寒咳嗽、消化不良的人不宜食用西洋参；西洋参不宜与藜芦同用。

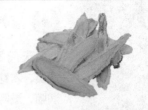

营养互补的黄金搭配

✓ 西洋参+玉竹
健脾益肺

✓ 西洋参+黄芪
补气补血

有损身体的禁忌搭配

✗ 西洋参+萝卜
影响功效

✗ 西洋参+茶
破坏有效成分

🥄 玉竹西洋参饮

● 原料：玉竹5克，西洋参2克

● 调料：蜂蜜适量

● 做法：

①将玉竹、西洋参分别洗净，再捞出，沥干水分，备用。

②锅中注入适量清水，用大火烧开，再倒入玉竹。

③加盖，用中火煮约10分钟。

④揭盖，倒入蜂蜜拌匀，再转大火保温，备用。

⑤取一干净的杯子，放入西洋参，再倒入砂锅中煮好的玉竹水，冲泡一小会儿即可饮用。

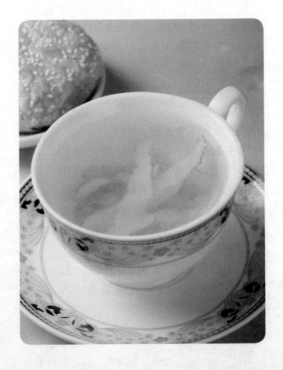

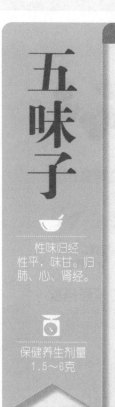

五味子

性味归经
性平，味甘。归
肺、心、肾经。

保健养生剂量
1.5～6克

♻ 营养功效

五味子中含挥发油成分、木脂素类、有机酸类，也含维生素C、维生素E等，具有敛肺滋肾、益气生津的作用，对于肺肾两亏所致的久咳虚喘等具有一定的缓解功效。

☢ 其他注意事项

凡表邪未解、内有实热、咳嗽初起、麻疹初期者均不宜服用五味子。

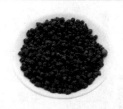

营养互补的黄金搭配

✓ 五味子+核桃仁
缓解肾虚耳鸣

✓ 五味子+鳝鱼
缓解慢性肝炎

✓ 五味子+桑葚
缓解酒后吐泻

✓ 五味子+冰糖
益阴生津

♨ 核桃枸杞五味子饮

● **原料：** 核桃仁20克，枸杞8克，五味子4克

● **调料：** 冰糖适量

● **做法：**

① 将砂锅置于火上，注入适量清水，用大火烧开，

② 倒入准备好的核桃仁，再放入洗净的枸杞、五味子，搅拌均匀。

③ 盖上盖，用小火煮15分钟，至药材析出有效成分。

④ 揭开盖，放入冰糖，持续搅拌片刻，煮至冰糖溶化。

⑤ 把煮好的药汁盛出，装入碗中即可饮用。

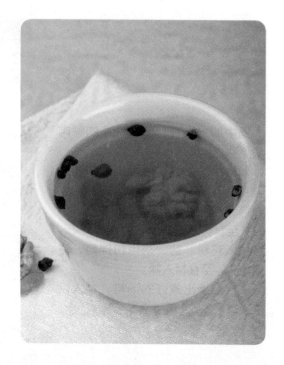

石斛

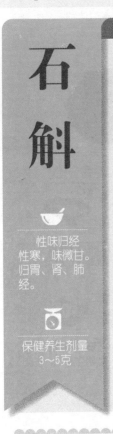

性味归经
性寒，味微甘。
归胃、肾、肺
经。

保健养生剂量
3～5克

❂ 营养功效

石斛中含有丰富的多糖类物质，具有滋养肺液、养胃生津、滋阴清热、强壮筋骨、增强免疫功能的作用，可用于阴伤津亏、口干烦渴、病后虚弱、肺癌等症。

☢ 其他注意事项

凡虚而无火、中气不足者，喘促胀满者均当忌用石斛；脾胃虚寒者（指胃酸分泌过少者）禁服。

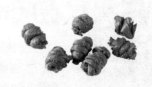

营养互补的黄金搭配

✓ 石斛+猪肺
清肺热

✓ 石斛+鸭肉
补气养血

有损身体的禁忌搭配

✗ 石斛+动物内脏
对肾脏有伤害

⊕ 石斛麦冬煲鸭汤

● 原料：鸭肉块400克，石斛20克，麦冬15克，姜片、葱花各少许

● 调料：料酒10毫升，盐、鸡粉各3克，胡椒粉少许

● 做法：

① 锅中加水烧开，放入洗净的鸭肉块煮沸，氽去血水后捞出。

② 砂锅中注入适量清水烧开，放入姜片、石斛、麦冬、鸭块，淋入少许料酒，用大火烧开后转小火炖1小时，至食材熟透。

③ 放入鸡粉、盐、胡椒粉拌匀，略煮片刻，至食材入味。

④ 关火后盛出煮好的汤料，装入碗中，撒上葱花即可。

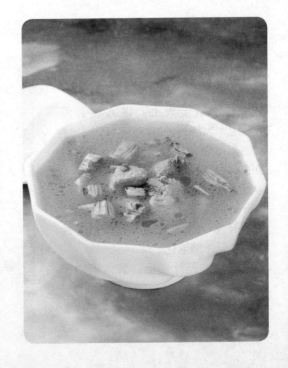

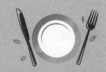

第九章 滋阴补肾食养方

肾五行属水，与膀胱互为表里。肾脏有"先天之精"，为脏腑阴阳之本，生命之源，故称肾为"先天之本"。肾脏是主要的排泄器官，属于泌尿系统中的重要器官，对维持内分泌正常有着重要作用。养好肾脏，要做到滋阴补肾。

本章将根据《黄帝内经》介绍一些能起到滋阴补肾功效的常见食材、中药材，并列举相应的食养方。

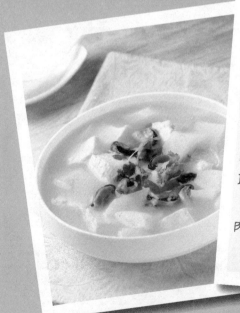

《黄帝内经》

"肾者，作强之官，伎巧出焉。"

"肾热病者，颐先赤。"

"先腰痛、酸，苦渴数饮，身热。热争则项痛而强，寒且酸，足下热，不欲言，其逆则项痛，员员澹澹然。"

"肾色黑，宜食辛，虾、羊肉、白果皆辛。"

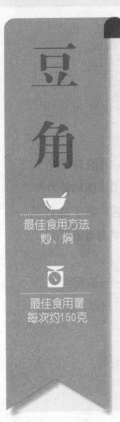

豆角

最佳食用方法
炒、焖

最佳食用量
每次约150克

♻ 营养功效

豆角有健脾补肾的功效，对尿频、遗精及一些妇科功能性疾病有辅助功效。特别适合脾胃虚弱所致的积食、腹胀以及肾虚遗精、白带增多者食用。

☢ 其他注意事项

豆角在炒之前要先焯一下，这样色泽才能翠绿；豆角烹调时间不可过长，以免造成营养损失。

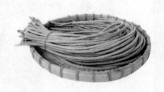

营养互补的黄金搭配

✓ 豆角+虾仁
健脾补肾

✓ 豆角+鸡肉
增进食欲

有损身体的禁忌搭配

✗ 豆角+牛奶
生成有害物质

✗ 豆角+螃蟹
引起中毒

⊞ 虾仁炒豆角

●原料：虾仁60克，豆角150克，红椒段10克，姜片、蒜末、葱段各少许

●调料：盐3克，鸡粉2克，料酒4毫升，水淀粉、食用油各适量

●做法：

①将豆角洗净，切段，焯水；虾仁去除虾线，洗净，加盐、鸡粉、水淀粉、食用油拌匀，腌渍10分钟。

②锅中注油烧热，放入姜片、蒜末、葱段爆香。

③倒入红椒、虾仁翻炒，淋料酒，炒至虾身弯曲、变色。

④倒入豆角炒匀，加鸡粉、盐调味，注入少许清水略煮，再用水淀粉勾芡即可。

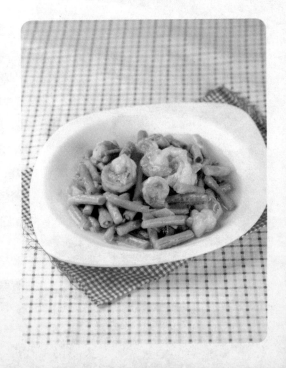

黑豆

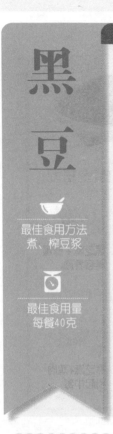

最佳食用方法
煮、榨豆浆

最佳食用量
每餐40克

♻ 营养功效

黑豆有祛风除湿、调中下气、活血、解毒、利尿、明目等功效，能治疗湿疹、神经性皮炎、白癜风等症，具有补肾阴的功效，适用于肾虚阴亏、肾气不足等症。

☢ 其他注意事项

黑豆煮熟食用利肠，炒熟食用闭气，生食易造成肠道阻塞。

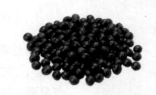

营养互补的黄金搭配

✓ 黑豆+乌鸡
补肾

✓ 黑豆+玉米
补充营养

有损身体的禁忌搭配

✗ 黑豆+茄子
影响营养吸收

✗ 黑豆+菠菜
破坏营养

⊕ 黑豆玉米粥

● **原料：** 黑豆、玉米粒各30克，大米70克

● **调料：** 白糖3克

● **做法：**

① 将大米、黑豆放入清水中泡发，捞出，洗净后沥干水分，备用。

② 将玉米粒用清水洗净，捞出，沥干水分。

③ 将锅置火上，倒入清水，放入大米、黑豆煮至熟软。

④ 加入玉米粒同煮至粥呈浓稠状，调入白糖搅拌至溶化即可。

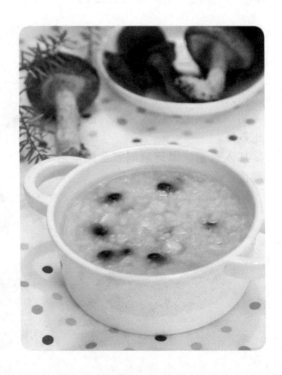

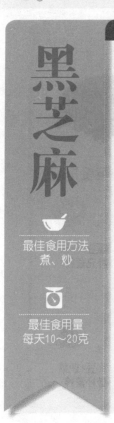

黑芝麻

最佳食用方法
煮、炒

最佳食用量
每天10～20克

♻ 营养功效

黑芝麻富含蛋白质、维生素A、维生素D、维生素E、芝麻素、芝麻酚以及铁、钙、磷等矿物质，能起到补肝益肾、强身健体的良好作用，还具有润燥滑肠、通乳的作用。

☢ 其他注意事项

芝麻压碎后不仅散发出香味，且有助于人体消化吸收。

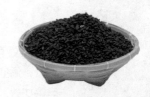

营养互补的黄金搭配

✓ 黑芝麻＋大米
乌发

✓ 黑芝麻＋蜂蜜
美容养颜

有损身体的禁忌搭配

✗ 黑芝麻＋花生
影响营养吸收

✗ 黑芝麻＋鸡肉
引起中毒

⊕ 黑芝麻蜂蜜粥

● 原料：黑芝麻20克，大米80克

● 调料：白糖3克，蜂蜜适量

● 做法：

①将大米泡发洗净；黑芝麻洗净。

②将锅置火上，倒入清水，放入大米煮开。

③加入蜂蜜、黑芝麻同煮至粥呈浓稠状，调入白糖拌匀即可。

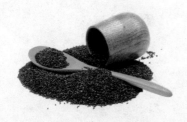

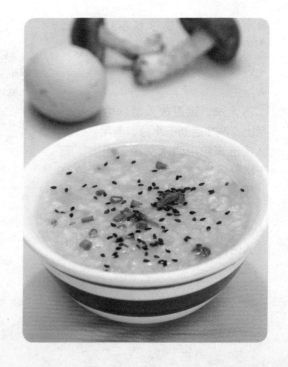

猪腰

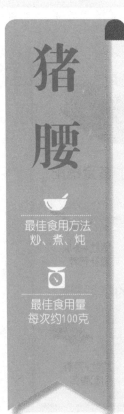

最佳食用方法
炒、煮、炖

最佳食用量
每次约100克

♻ 营养功效

　　猪腰含有蛋白质、脂肪、碳水化合物、钙、磷、铁和维生素等，具有健肾补腰、和肾理气、利水的功效，主治肾虚腰痛、遗精盗汗、产后虚羸、身面浮肿等症。

☢ 其他注意事项

　　血脂偏高者、高胆固醇者忌食；猪腰不可与吴茱萸、百花菜一同食用。

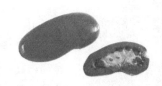

营养互补的黄金搭配

猪腰+当归
滋肾润燥　　猪腰+竹笋
补肾利尿

有损身体的禁忌搭配

猪腰+茶树菇
影响营养吸收　　猪腰+石斛
损害肾脏

☺ 桂圆当归猪腰汤

● **原料**：猪腰400克，当归10克，桂圆肉40克，姜片少许
● **调料**：料酒10毫升，盐、鸡粉各2克
● **做法**：
①将猪腰洗净，切去白色筋膜，打上麦穗花刀，再放入沸水中，汆去血水后捞出，沥干水分。
②砂锅中注入适量清水烧开，倒入猪腰，放入准备好的药材，放入姜片，搅拌均匀，大火烧开后转小火煮40分钟至熟。
③加盐、鸡粉、料酒调味，搅拌片刻，中火煮至入味。
④关火后盛出锅中食材，装入碗中即可。

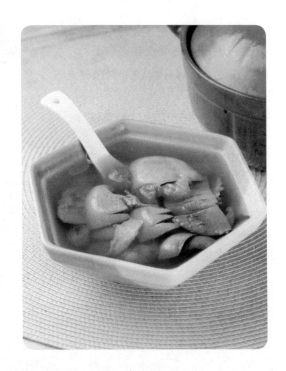

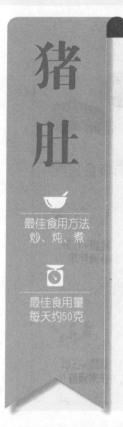

猪肚

最佳食用方法
炒、炖、煮

最佳食用量
每天约50克

营养功效

猪肚含蛋白质、碳水化合物、钙、磷、铁、B族维生素等，能起到补虚损、健脾胃、补肾脏的功效，多用于脾虚腹泻、虚劳瘦弱、消渴、小儿疳积、尿频或遗尿。

其他注意事项

清洗猪肚时，可以将猪肚放盐醋混合液中浸泡片刻，再放入淘米水中浸泡，然后在清水中轻轻搓洗两遍即可。

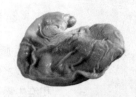

营养互补的黄金搭配

猪肚+酸菜　猪肚+冬瓜
开胃消食　滋补营养

有损身体的禁忌搭配

猪肚+杨梅　猪肚+芦荟
引起中毒　引起腹泻

酸菜炖猪肚

● 原料：猪肚200克，酸菜150克，水发腐竹100克，姜片少许
● 调料：盐、鸡粉各2克，料酒适量
● 做法：
① 将腐竹洗净，切段；酸菜洗净，切段；猪肚处理干净，切片。
② 锅中注入适量清水烧热，放入猪肚，淋料酒拌匀，汆去血水后捞出，沥干水分。
③ 砂锅中注入适量清水烧开，倒入猪肚，撒上姜片，放入酸菜，淋料酒，大火烧开后转小火炖煮约40分钟至食材熟软。
④ 倒入腐竹拌匀，中火煮10分钟。
⑤ 加鸡粉、盐，拌匀调味即可。

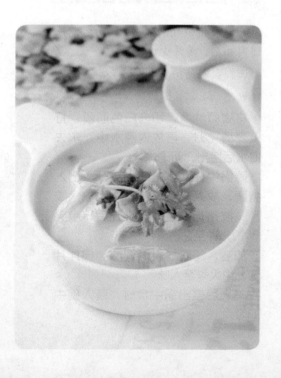

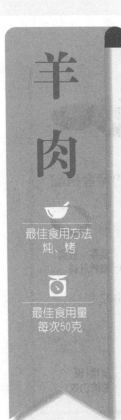

羊肉

最佳食用方法
炖、烤

最佳食用量
每次50克

营养功效

羊肉味苦、甘、大热、无毒，归脾、肾经，为益气补虚、温中暖下、补肾补虚之品，对虚劳羸瘦、腰膝酸软、产后虚寒腹痛、寒疝等，皆有较显著的温中补虚之功效。

其他注意事项

吃羊肉时要搭配凉性和平性的蔬菜，能起到清凉、解毒、去火的作用。

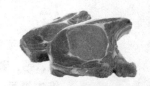

营养互补的黄金搭配

羊肉 + 生姜
治疗腹痛

羊肉 + 白萝卜
增强免疫力

有损身体的禁忌搭配

羊肉 + 乳酪
产生不良反应

羊肉 + 西瓜
易伤元气

当归生姜羊肉汤

● 原料：羊肉400克，当归10克，生姜片40克，香菜段少许

● 调料：料酒8毫升，盐、鸡粉各2克

● 做法：

① 锅中注入适量清水烧开，倒入羊肉，搅匀，加入料酒，煮沸，氽去血水后捞出，沥干水分。

② 砂锅中注入适量清水烧开，倒入当归、姜片，放入羊肉，淋入料酒，搅匀，用小火炖2小时，至羊肉软烂。

③ 放盐、鸡粉，拌匀调味，挑出当归、姜片。

④ 关火，盛出煮好的汤料，放上香菜，装入盘中即可。

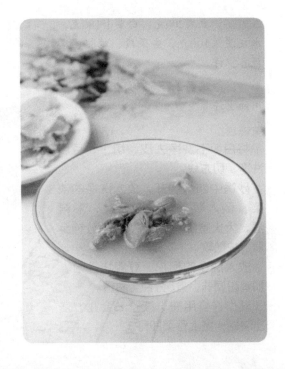

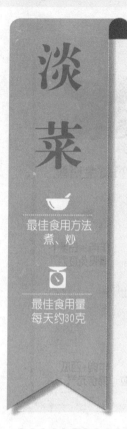

淡菜

最佳食用方法
煮、炒

最佳食用量
每天约30克

♻ 营养功效

淡菜含有丰富的蛋白质、钙、磷、铁、锌、脂肪及维生素等，性温，味甘，归肝、肾经，具有很好的补肝肾、益精血功效，可用于缓解阳痿阴冷、肾虚有热等症。

☢ 其他注意事项

淡菜可浓缩金属铬、铅等有害物质，所以被污染的淡菜不能食用。

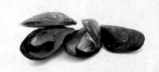

营养互补的黄金搭配

✓ 淡菜＋韭菜
治疗阳痿

✓ 淡菜＋豆腐
滋养肝肾

有损身体的禁忌搭配

✗ 淡菜＋啤酒
易致腹痛胃痛

✗ 淡菜＋碱
影响功效

⊕ 淡菜白萝卜豆腐汤

● 原料：豆腐200克，白萝卜180克，水发淡菜100克，香菜段、枸杞、姜丝各少许

● 调料：鸡粉2克，料酒4毫升，食用油少许

● 做法：

① 将白萝卜洗净去皮，切丁；豆腐洗净，切方块。

② 砂锅中加水烧开，放入洗净的淡菜，倒入萝卜块，撒姜丝，淋料酒，大火煮沸后转小火煮20分钟至萝卜块熟软。

③ 放入洗净的枸杞、豆腐块拌匀，加鸡粉调味，煮5分钟至熟透。

④ 淋少许食用油，续煮一会儿，盛出装碗，撒上香菜即可。

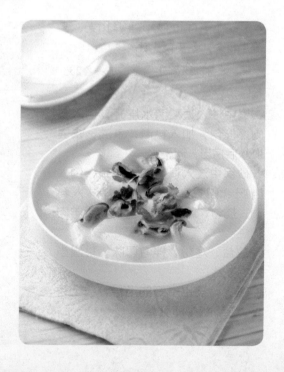

鲈鱼

最佳食用方法
煮、蒸、炖

最佳食用量
每次100克

♻ 营养功效

鲈鱼的营养和药用价值都很高。其中，药用价值主要表现在它具有补肝肾、益脾胃、化痰止咳之效，能起到补肝肾的作用，对肝肾不足的人有很好的补益作用。

☢ 其他注意事项

鲈鱼不可与牛羊油、奶酪和中药荆芥同食；食用鲈鱼应选用淡水鲈鱼，因为海生鲈鱼体内含有毒素。

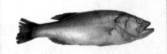

营养互补的黄金搭配

鲈鱼+人参
提神健脑

鲈鱼+黄芪
延缓衰老

有损身体的禁忌搭配

鲈鱼+奶酪
不利于钙吸收

鲈鱼+蛤蜊
致铜、铁流失

⊕ 黄芪鲈鱼

●原料：鲈鱼1条，水发木耳45克，黄芪15克，姜片25克，葱花少许

●调料：盐3克，鸡粉2克，胡椒粉少许，料酒、食用油各适量

●做法：

①将木耳洗净，切小块。

②砂锅中注入适量清水，放入洗净的黄芪，大火烧开后转小火炖15分钟，至其析出有效成分。

③锅中注油烧热，倒入姜片，放入处理干净的鲈鱼，煎至金黄色，淋料酒、清水。

④再倒入砂锅中的药汁，放入木耳，用小火煮15分钟至食材熟透。

⑤加盐、鸡粉、胡椒粉调味，盛出装碗，放入葱花即可。

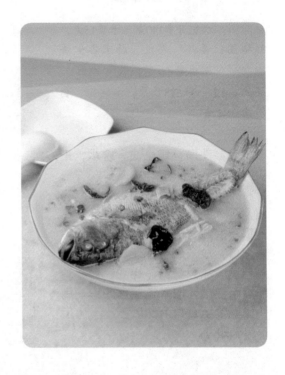

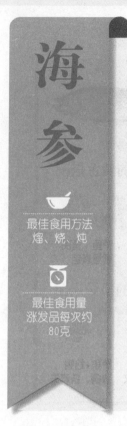

海参

最佳食用方法
熘、烧、炖

最佳食用量
涨发品每次约
80克

✿ 营养功效

海参是高蛋白、低脂肪、低糖、无胆固醇的营养保健食品，具有补肾、滋阴、益精的功效，对于高血压、冠心病、动脉硬化都有比较好的预防作用。

☢ 其他注意事项

患急性肠炎、菌痢、感冒、咳痰、气喘及大便溏薄、出血兼有瘀滞及湿邪阻滞的患者忌食海参。

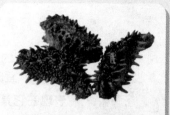

营养互补的黄金搭配

✔ 海参＋干贝
益气补肾

✔ 海参＋豆腐
生肌健体

有损身体的禁忌搭配

✘ 海参＋醋
影响口感

✘ 海参＋柿子
致腹痛、恶心

⊕ 干贝烧海参

●原料：水发海参140克，干贝15克，红椒圈、姜片、葱段、蒜末各少许

●调料：豆瓣酱10克，盐、鸡粉、蚝油各4克，料酒5毫升，水淀粉、食用油各适量

●做法：

①将海参洗净，切小块，汆水；干贝洗净，压成细末。

②将干贝末入油锅炸约半分钟，捞出，沥干油。

③锅留底油，放入姜片、葱段、蒜末爆香，放入红椒圈、海参炒匀，淋料酒，加豆瓣酱、蚝油、盐、鸡粉炒至熟透，放入适量水淀粉，用中火翻炒至食材入味后盛出，撒上干贝末即可。

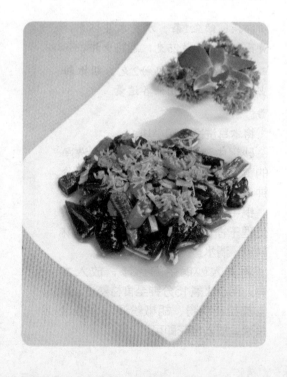

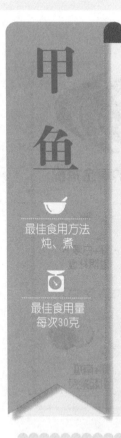

甲鱼

最佳食用方法
炖、煮

最佳食用量
每次30克

♻ 营养功效

　　甲鱼是滋阴补肾的佳品,有滋阴壮阳、软坚散结、化瘀的功效,经常食用,体内的阴精能不断得到加强,并起到滋阴潜阳的作用,使人体阴阳恢复到相对平衡的状态。

☢ 其他注意事项

　　杀甲鱼时消除胆汁较麻烦,可将它的胆囊取出,将胆汁与水混合,再涂于甲鱼全身,稍等片刻,用清水把胆汁洗掉。

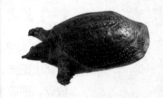

营养互补的黄金搭配

✓ 甲鱼+大米
缓解阴虚痨热　　✓ 甲鱼+山药
滋补肝肾

有损身体的禁忌搭配

✗ 甲鱼+柑橘
蛋白质吸收少　　✗ 甲鱼+咸菜
不利于消化

🍴 山药甲鱼汤

●原料:甲鱼块700克,山药130克,姜片45克,枸杞20克

●调料:料酒20毫升,盐4克、鸡粉2克

●做法:

①将山药洗净去皮,切片。

②锅中注入适量清水烧开,倒入甲鱼块,淋料酒拌匀,汆去血水后捞出,沥干水分。

③砂锅中注入适量清水烧开,放入枸杞、姜片、甲鱼,淋入料酒,大火烧开后转小火炖20分钟。

④放入山药拌匀,用小火炖10分钟至熟透,加盐、鸡粉调味。

⑤将炖好的甲鱼汤盛出,装入汤碗中即可。

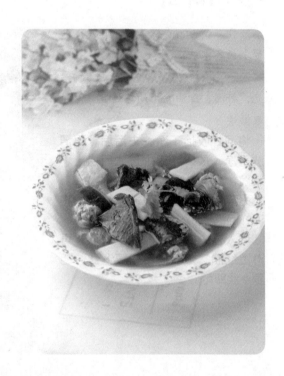

虾

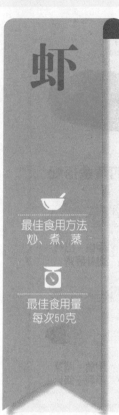

最佳食用方法
炒、煮、蒸

最佳食用量
每次50克

🔄 营养功效

虾为补肾壮阳的佳品。对肾虚阳痿、早泄遗精、腰膝酸软、四肢无力、产后缺乳、皮肤溃疡、疮痈肿毒等症，有很好的防治作用。经常食虾，还可延年益寿。

☢ 其他注意事项

虾为发物，凡有疮瘘宿疾者或在阴虚火旺时，不宜食虾；虾肉虽鲜美，但多食易发风动疾。

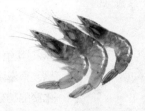

营养互补的黄金搭配

✓ 虾+枸杞
补肾壮阳

✓ 虾+白萝卜
滋阴补虚

有损身体的禁忌搭配

✗ 虾+橄榄
引起中毒

✗ 虾+南瓜
引起痢疾

⊕ 口味虾

●原料：河虾400克，白萝卜丝、胡萝卜丝各少许

●调料：盐、味精各2克，辣椒面5克，料酒、红油食用油各适量

●做法：

①将河虾收拾干净，去污垢，再清洗干净，放入油锅中过油后捞出，装碗，备用。

②另起油锅，放入辣椒面炝香，将河虾回锅翻炒，烹入料酒后烧开。

③调入盐、味精，翻炒至入味，再淋上红油，最后撒上白萝卜丝、胡萝卜丝即可。

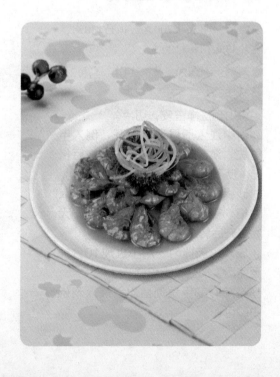

板栗

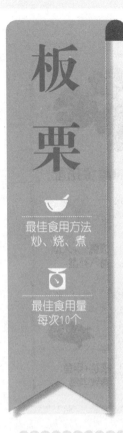

最佳食用方法
炒、烧、煮

最佳食用量
每次10个

♻ 营养功效

板栗中胡萝卜素含量是花生的4倍,维生素C含量是花生的18倍,有健脾补肝、强身壮骨的医疗作用,经常生食可缓解腰腿无力的症状。

☢ 其他注意事项

脾胃虚弱,消化不良者不宜多食板栗;脾胃虚弱、消化不良或患有风湿病的人不宜食用。

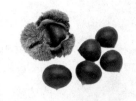

营养互补的黄金搭配

板栗+白菜
健脑益肾

板栗+鸡肉
补肾虚

有损身体的禁忌搭配

板栗+牛肉
降低营养价值

板栗+羊肉
不易消化

😋 板栗枸杞炒鸡翅

● 原料:板栗120克,水发莲子100克,鸡中翅200克,枸杞、姜片、葱段各少许

● 调料:生抽7毫升,白糖6克,盐3克,鸡粉3克,料酒13毫升,水淀粉、食用油各适量

● 做法:

① 将鸡中翅处理干净,斩小块,加生抽、白糖、盐、鸡粉、料酒腌渍,再入油锅炸至微黄色后捞出,备用。

② 锅底留油,放入姜片爆香,放入鸡中翅,淋料酒炒香,加入洗净的板栗、莲子炒匀,加盐、鸡粉、白糖炒匀调味,再加清水,用小火焖7分钟。

③ 用大火收汁,放入洗净的枸杞炒匀,淋入适量水淀粉炒匀即可。

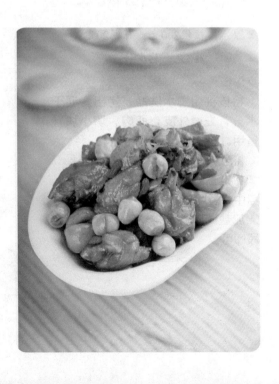

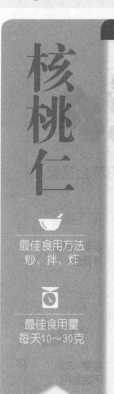

核桃仁

最佳食用方法
炒、拌、炸

最佳食用量
每天10～30克

♻ 营养功效

核桃仁是很常见的食物，具有温补肺肾、定喘润肠的功效。可用于治疗由于肝肾亏虚引起的腰腿酸软、筋骨疼痛等症。

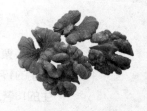

营养互补的黄金搭配

 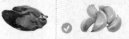

| ✓ 核桃仁+猪肝 养肝补肾 | ✓ 核桃仁+大蒜 益气补虚 |

☢ 其他注意事项

肺脓肿、慢性肠炎患者及腹泻患者不宜服用核桃仁。

有损身体的禁忌搭配

| ✗ 核桃+白酒 导致血热 | ✗ 核桃+甲鱼 导致中毒 |

⊕ 小蒜拌核桃仁

● 原料：核桃200克，蒜泥20克

● 调料：盐3克，葱少许

● 做法：

① 将核桃用清水洗净，捞出，沥干水分，去掉外皮，取肉，切小块，备用。

② 将葱洗净，切段。

③ 将准备好的核桃与蒜泥一起放入盘中，备用。

④ 加盐调味，搅拌均匀，再撒上葱段即可。

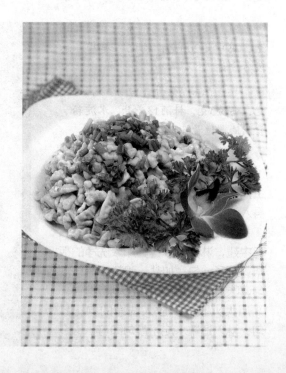

桂圆

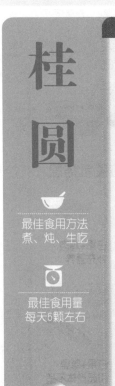

最佳食用方法
煮、炖、生吃

最佳食用量
每天5颗左右

♻ 营养功效

桂圆肉是传统的补血补益药，具有补益心脾、养血宁神、健脾止泻、利尿消肿等功效，适用于病后体虚、血虚萎黄、气血不足、神经衰弱、心悸怔忡、健忘失眠等病症。

☢ 其他注意事项

痰多火盛、无食欲、腹胀、舌苔厚腻、大便滑泻及患有慢性胃炎的人不宜服用。

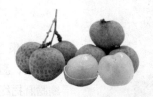

营养互补的黄金搭配

✓
桂圆+莲子
养心安神

✓
桂圆+红糖
治疗失眠

有损身体的禁忌搭配

✗
桂圆+猪肉
引起身体不适

✗
桂圆+海藻
引起腹泻

♨ 糯米桂圆红糖粥

●原料：桂圆肉35克，糯米150克

●调料：红糖40克

●做法：

① 将糯米淘洗干净，再放入清水中，泡至软后捞出，沥干水分。

② 将砂锅置于火上，注入适量清水，用大火烧开。

③ 放入洗净的糯米、桂圆，搅拌均匀，用小火煮30分钟至其熟透。

④ 加入红糖，搅拌均匀，煮至红糖溶化。

⑤ 关火后盛出煮好的粥，装入碗中即可。

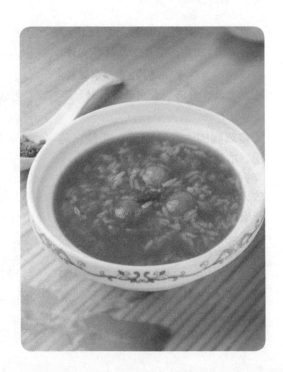

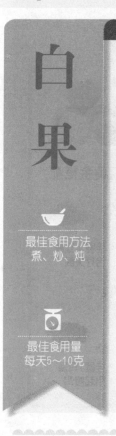

白果

最佳食用方法
煮、炒、炖

最佳食用量
每天5~10克

♻ 营养功效

白果含淀粉、粗蛋白、核蛋白、脂肪、蔗糖等，有收缩膀胱括约肌的作用，对于肾虚、小儿遗尿、气虚小便频数、带下白浊、遗精不固等病症，有辅助治疗的作用。

☢ 其他注意事项

白果不宜生食，也不宜多食，因为白果中含有氢氰酸，过量食用可出现呕吐、呼吸困难等中毒症状，严重时可中毒致死。

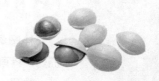

营养互补的黄金搭配

✓ 白果+银耳
滋养脾胃

✓ 白果+鸡肉
补充营养

有损身体的禁忌搭配

✗ 白果+鳗鱼
引起身体不适

✗ 白果+草鱼
引起身体不适

⊕ 白果鸡丁

●原料：鸡胸肉300克，彩椒块60克，白果120克，姜片、葱段各少许

●调料：盐适量，鸡粉2克，水淀粉8克，生抽、料酒、食用油各少许

●做法：

①将鸡胸肉洗净，切丁，加盐、鸡粉、水淀粉、食用油腌渍10分钟。

②锅中注水烧开，加盐、食用油，放入洗净的白果煮半分钟，再放入彩椒块煮半分钟后，捞出全部食材。

③热锅注油，烧至四成热，倒入鸡肉丁炸至变色后捞出。

④锅底留油，放入姜片、葱段爆香，倒入白果、彩椒、鸡肉丁，淋料酒，用大火翻炒，加盐、鸡粉、生抽调味，淋水淀粉炒匀即可。

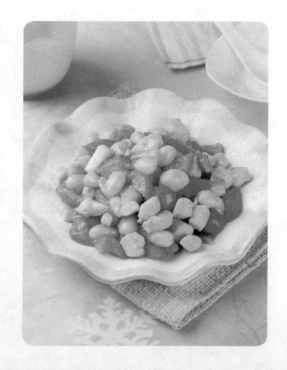

松子

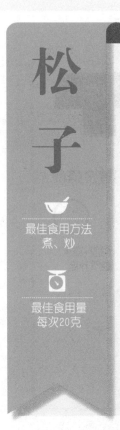

最佳食用方法
煮、炒

最佳食用量
每次20克

♻ 营养功效

松子具有补肾益气、润肠通便、强阳补骨、和血美肤、润肺止咳的功效，而且对于大脑和神经也有一定的补益作用，还能够提高机体的免疫功能，预防多种疾病。

☢ 其他注意事项

松子含丰富的油脂，滋腻性较大，易润滑肠道，所以咳嗽痰多、大便溏泻者不宜多食；松子食用不可过量，过食易蓄发热毒。

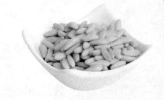

营养互补的黄金搭配

✓ 松子+鸡肉
预防脑中风

✓ 松子+红枣
养颜益寿

有损身体的禁忌搭配

✗ 松子+羊肉
致腹胀、胸闷

✗ 松子+蜂蜜
腹痛腹泻

➕ 芦荟百合松子鸡丁

● 原料：鸡胸肉300克，芦荟95克，百合、彩椒丁、松子各50克，蛋清1个

● 调料：盐、鸡粉各2克，料酒5毫升，水淀粉、香油、食用油各适量

● 做法：

①芦荟洗净切丁；鸡胸肉洗净切丁，加蛋清、料酒、盐、水淀粉、香油腌渍10分钟。

②锅中加水烧开，加盐、食用油，放入彩椒丁、芦荟、百合拌匀，煮半分钟后捞出，沥干水分。

③将松子洗净入锅，炸至金黄捞出。

④锅底留油烧热，放入鸡肉丁炒散，淋入料酒，倒入焯过水的食材炒匀，加盐、鸡粉调味，淋水淀粉炒入味后装盘，撒上松子即可。

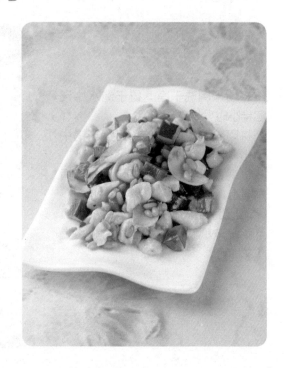

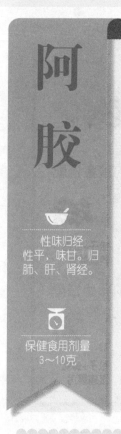

阿胶

性味归经
性平，味甘。归
肺、肝、肾经。

保健食用剂量
3～10克

♻ 营养功效

阿胶具有滋阴、润燥、补肾、养血、止血、安胎的功效，可用于治疗眩晕、心悸失眠、肾炎、血虚、虚劳咳嗽、吐血、便血、月经不调、崩中、胎漏等病症。

☢ 其他注意事项

口干舌燥者、潮热盗汗者、脾胃有湿者、大便溏稀者慎服阿胶。

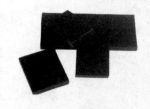

营养互补的黄金搭配

✓ 阿胶+乌鸡
养血补虚

✓ 阿胶+糯米
益气补虚

有损身体的禁忌搭配

✗ 阿胶+浓茶
降低功效

⊕ 阿胶糯米粥

● 原料：糯米80克，阿胶适量

● 调料：盐1克，葱花2克

● 做法：

①将糯米淘洗干净，置于清水中浸泡半小时，捞出，备用。

②将阿胶洗净，打碎，再置于锅中烊化，备用。

③将锅置火上，放入糯米，加入适量清水，以大火煮开。

④最后倒入烊化的阿胶，转小火煮至粥呈浓稠状，调入盐拌匀，撒上葱花即可。

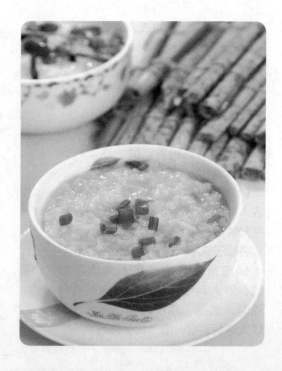

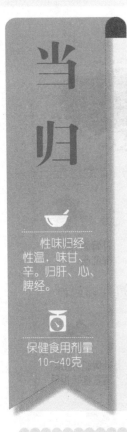

当归

性味归经
性温，味甘、辛。归肝、心、脾经。

保健食用剂量
10～40克

♻ 营养功效

当归具有补血活血、调经止痛、润燥滑肠的功效，可用于治疗月经不调、经闭腹痛、症瘕积聚、崩漏、血虚头痛、眩晕、赤痢后重、痈疽疮疡、跌打损伤等症。

☢ 其他注意事项

慢性腹泻、湿阻中满、大便溏薄者以及热盛出血者不宜服用当归。

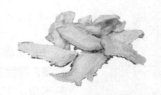

营养互补的黄金搭配

✓ 当归+乌鸡
滋补肝肾

✓ 当归+马蹄
补虚、强身

有损身体的禁忌搭配

✗ 当归+绿豆
致恶心、呕吐

✗ 当归+乌冬面
影响药效

🍲 当归马蹄粥

● **原料：**当归10克，马蹄100克，水发大米150克

● **做法：**

① 将马蹄用清水洗净，去皮，切成大小均匀的块。

② 将当归用清水洗净，捞出，沥干水分，备用。

③ 锅中加水烧开，放入当归，小火煮15分钟后取出当归。

④ 将大米倒入锅中，用小火煮30分钟至米粒熟软。

⑤ 再往锅中放入马蹄，续煮10分钟即可。

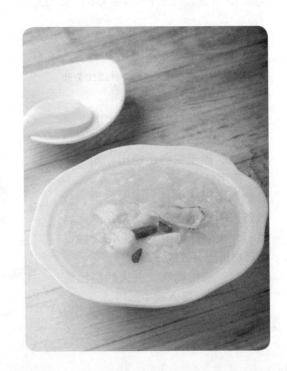

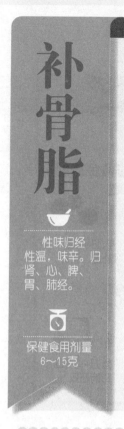

补骨脂

性味归经
性温，味辛。归肾、心、脾、胃、肺经。

保健食用剂量
6～15克

♻ 营养功效

补骨脂有补肾助阳、抗肿瘤、抑菌的功效，适用于肾阳不足、下元虚冷、腰膝冷痛、阳痿、尿频、遗尿、肾不纳气、脾肾两虚、大便久泻、白癜风、斑秃、银屑病等。

☢ 其他注意事项

有大便干燥、小便短涩等症者忌服；补骨脂性温燥，长期服用会出现口干舌燥等症，因此不宜常服用。

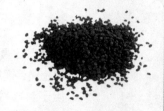

营养互补的黄金搭配

✔ 补骨脂+猪腰
补肾固精

✔ 补骨脂+芹菜
降血压

有损身体的禁忌搭配

✘ 补骨脂+猪血
两者作用相反

✘ 补骨脂+油菜
两者性味相反

➕ 肉豆蔻补骨脂猪腰汤

● **原料**：肉豆蔻15克，补骨脂10克，枸杞8克，猪腰200克，姜片20克

● **调料**：盐2克，鸡粉2克，料酒10毫升

● **做法**：

① 将猪腰洗净，切去筋膜，切片。

② 锅中注入适量清水烧开，倒入猪腰搅散，煮至变色后捞出，沥干水分，备用。

③ 砂锅中加水烧开，撒入姜片，放入备好的药材，放入猪腰，淋入料酒，大火烧开后用小火炖40分钟，至药材析出有效成分。

④ 加盐、鸡粉调味，关火后盛出炖好的猪腰汤，装入碗中即可。

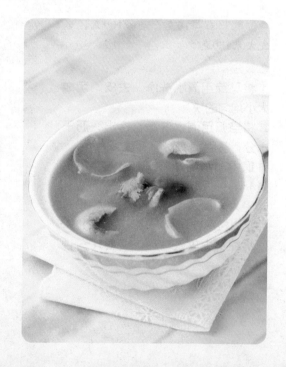

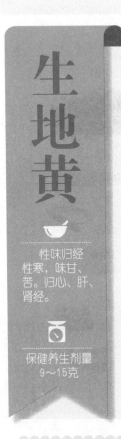

生地黄

性味归经
性寒，味甘、苦。归心、肝、肾经。

保健养生剂量
9～15克

♻ 营养功效

生地黄性寒，能清热凉血、生津止渴，对肾脏也有一定的滋补作用，能够缓解肾脏水肿、疲乏的症状，对缓解肾病患者的病情有一定的帮助。

☢ 其他注意事项

脾虚泄泻、胃虚食少、胸膈多痰的患者，不宜服用生地黄。

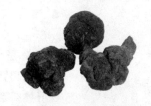

营养互补的黄金搭配

✓ 生地黄+乌鸡
滋阴、补肾

✓ 生地黄+芋头
补益肝肾

有损身体的禁忌搭配

✗ 生地黄+大葱
降低药效

⊕ 生地黄炖乌鸡

● **原料**：乌鸡块270克，生地黄10克，姜片5克

● **调料**：盐、鸡粉各2克，料酒适量

● **做法**：

① 将生地黄洗净，沥干水分，备用。

② 锅中注入适量清水，用大火烧开，倒入洗净的乌鸡块拌匀，淋少许料酒，汆去血渍后捞出，沥干水分，备用。

③ 锅中加水烧开，倒入乌鸡块，放入生地、姜片拌匀，淋入料酒，大火烧开后转小火炖煮45分钟。

④ 加盐、鸡粉调味，用中火煮至入味，盛出装碗即可。

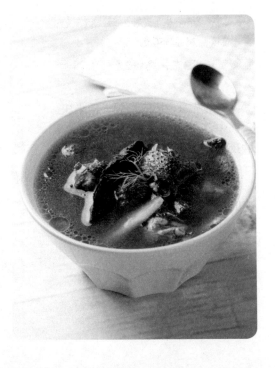

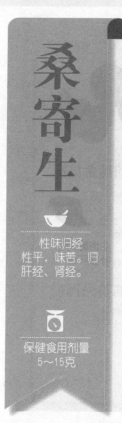

桑寄生

性味归经
性平，味苦。归
肝经、肾经。

保健食用剂量
5～15克

♻ 营养功效

桑寄生是常见的中药材，能起到祛风湿、强筋骨、保肝护肾等多种作用，常用于肝肾不足的关节不利、腰膝疼痛等症。

☢ 其他注意事项

体内火热炽盛者不宜食用桑寄生。

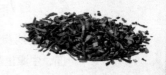

营养互补的黄金搭配

桑寄生+鸡爪
强筋壮骨

桑寄生+黄鳝
滋阴补气

桑寄生+乌鸡
补肾、祛湿

桑寄生+红枣
美容养颜

⊕ 桑寄生连翘鸡爪汤

- **原料**：桑寄生15克，连翘15克，蜜枣2颗，鸡爪350克
- **调料**：盐3克，鸡粉2克
- **做法**：

①将鸡爪洗净，切去爪尖，斩小块。

②锅中注入适量清水烧开，倒入鸡爪搅散，煮至沸后捞出，沥干水分，备用。

③砂锅中倒入适量清水烧开，倒入鸡爪，放入洗净的桑寄生、连翘、蜜枣，用小火煮40分钟至食材熟透。

④放入少许盐、鸡粉调味。

⑤盛出煮好的汤料，装碗即可。

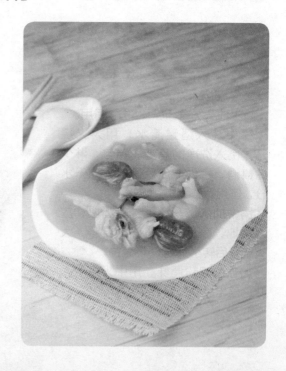

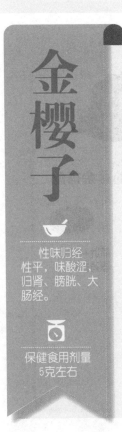

金樱子

性味归经
性平，味酸涩，归肾、膀胱、大肠经。

保健食用剂量
5克左右

营养功效

金樱子能够促进胃液的分泌，帮助消化，而且还有固精缩尿、涩肠止泻之效，对于尿频、遗尿、肾虚滑精等均有一定的辅助治疗功效。

其他注意事项

感冒发热、糖尿病、便秘以及实火邪热者，不宜服用金樱子。

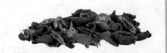

营养互补的黄金搭配

金樱子+蜂蜜
治早泄、滑精

金樱子+鲫鱼
固精止泻

有损身体的禁忌搭配

金樱子+猪肝
导致身体不适

金樱子鲫鱼汤

●原料：鲫鱼400克，金樱子20克，姜片、葱花各少许

●调料：料酒10毫升，盐、鸡粉、胡椒粉各3克，开水、食用油各适量

●做法：

①锅中注油烧热，放入宰杀处理干净的鲫鱼，煎出焦香味，再煎约3分钟至其呈焦黄色。

②放入姜片，淋入料酒，加入适量开水。

③放入金樱子、盐、鸡粉，拌匀调味，用小火焖煮约10分钟，至食材熟透。

④放入胡椒粉，搅匀，关火后盛出煮好的汤料，撒上葱花即可。

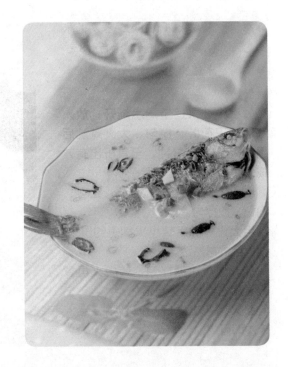

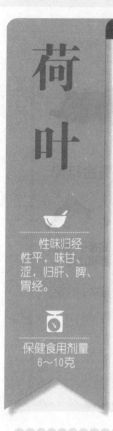

荷叶

性味归经
性平，味甘、涩，归肝、脾、胃经。

保健食用剂量
6～10克

♻ 营养功效

荷叶含莲碱、荷叶碱等多种碱类物质，还含有葡萄糖酸等营养素，有清热解毒、凉血止血之效，可用于梦遗滑精，有益肾助阳之效，可用于治肾气不足之遗精。

☢ 其他注意事项

胃寒疼痛、体瘦、气血虚弱者慎服。

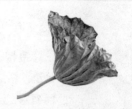

营养互补的黄金搭配

✓ 荷叶+蜂蜜
清暑解脾

✓ 荷叶+枸杞
固肾益精

有损身体的禁忌搭配

✗ 荷叶+茯苓
药性不同

⊕ 薏米红枣荷叶粥

● 原料：水发大米130克，水发薏米80克，红枣、枸杞各15克，干荷叶8克

● 调料：冰糖20克

● 做法：

① 砂锅中注入适量清水烧开，放入洗净的干荷叶，搅匀，大火煮沸后用小火煮约15分钟，至其析出有效成分，捞出荷叶，去除杂质。

② 倒入洗净的大米、薏米、红枣、枸杞，搅拌匀。

③ 用大火煮沸后转小火续煮约30分钟，至食材熟透。

④ 放入适量冰糖拌匀，转中火再煮一会儿，至冰糖完全溶化。

⑤ 关火后盛出煮好的荷叶粥，装入碗中即可。

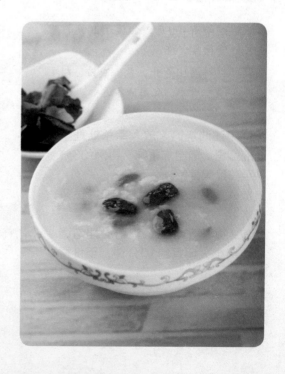

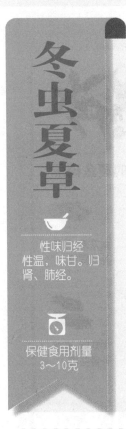

冬虫夏草

性味归经
性温，味甘。归肾、肺经。

保健食用剂量
3～10克

♻ 营养功效

冬虫夏草具有补虚损、益精气、止咳化痰、补肺肾之功效，主治肺肾两虚、精气不足、阳痿遗精、咳嗽气短、自汗盗汗、腰膝酸软、劳嗽痰血、病后虚弱等症。

☢ 其他注意事项

感冒风寒引起的咳嗽及肺热咯血者都不适合服用冬虫夏草。

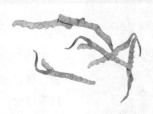

营养互补的黄金搭配

✔ 冬虫夏草+牛尾
补肾壮阳

✔ 冬虫夏草+枸杞
润泽肌肤

有损身体的禁忌搭配

✘ 冬虫夏草+金银花
功效相反

✘ 冬虫夏草+燕窝
头晕

♨ 枸杞虫草猪肝汤

●**原料**：枸杞8克，虫草3根，姜丝少许，猪肝200克，鲜百合40克

●**调料**：盐3克，鸡粉3克，料酒5毫升，胡椒粉少许，水淀粉5克，食用油适量

●**做法**：

① 将猪肝洗净，切片，加盐、鸡粉、料酒、水淀粉拌匀，加少许食用油，腌渍10分钟，至其入味。

② 锅中注入适量清水烧开，放入洗净的枸杞、虫草、百合拌匀，用小火煮15分钟。

③ 放入姜丝拌匀，倒入腌好的猪肝拌匀，加入盐、鸡粉、胡椒粉拌匀，煮沸后盛出，装碗即可。

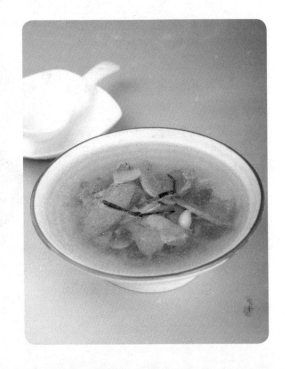

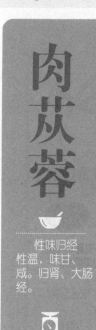

肉苁蓉

性味归经
性温，味甘、咸。归肾、大肠经。

保健食用剂量
10～30克

♻ 营养功效

肉苁蓉含有丰富的生物碱、氨基酸、微量元素、维生素等成分，有补肾阳、益精血的作用，能抑制"阳虚"症状的出现，可有效地防治男子肾虚阳痿、遗精早泄等症。

☢ 其他注意事项

肉苁蓉忌用铜、铁器烹煮；阴虚火旺及大便泄泻、胃弱便溏、实热便结、性功能亢进者不宜食用。

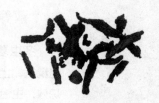

营养互补的黄金搭配

肉苁蓉+黄精
补肾壮阳

肉苁蓉+羊骨
补肾固精

肉苁蓉+五味子
滋补肝肾

肉苁蓉+海参
补肾益精

♨ 肉苁蓉黄精骨头汤

●**原料**：猪骨500克，白果60克，肉苁蓉15克，黄精10克，胡萝卜90克，姜片25克

●**调料**：料酒10毫升，盐、鸡粉各2克

●**做法**：

①将胡萝卜洗净去皮，切成小块。

②锅中加水烧开，倒入洗净的猪骨，汆去血水后捞出，沥干水分。

③砂锅中加水烧开，倒入猪骨、肉苁蓉、黄精、姜片，淋料酒，大火烧开后用小火炖1小时至食材熟透。

④放入胡萝卜块，加入洗净的白果，小火炖20分钟至胡萝卜熟软。

⑤加盐、鸡粉调味，盛出后装入汤碗中即可。

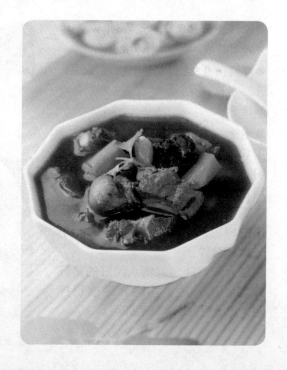